中医药和世界

徐建光　总主编

中医药国际化研究
（第二卷）

宋欣阳　杨宇洋　主　编

王　硕　张　建　副主编

上海科学技术出版社

图书在版编目（CIP）数据

中医药国际化研究. 第二卷 / 宋欣阳，杨宇洋主编
. -- 上海 ： 上海科学技术出版社，2023.5
（中医药和世界 / 徐建光总主编）
ISBN 978-7-5478-6156-1

Ⅰ. ①中… Ⅱ. ①宋… ②杨… Ⅲ. ①中国医药学－
国际化－研究 Ⅳ. ①R2

中国国家版本馆CIP数据核字(2023)第068247号

中医药国际化研究(第二卷)
宋欣阳　杨宇洋　主编

上海世纪出版(集团)有限公司
上海 科 学 技 术 出 版 社　出版、发行
(上海市闵行区号景路 159 弄 A 座 9F－10F)
邮政编码 201101　www.sstp.cn
上海颛辉印刷厂有限公司印刷
开本 787×1092　1/16　印张 12.75
字数 220 千字
2023 年 5 月第 1 版　2023 年 5 月第 1 次印刷
ISBN 978－7－5478－6156－1/R·2749
定价：158.00 元

中医药学是中华民族的伟大创造,是中国古代科学的瑰宝,也是打开中华文明宝库的钥匙,为中华民族繁衍生息做出了巨大贡献,对世界文明进步产生了积极影响。本书为"中医药和世界"丛书之一,丛书对中医药在海外的发展和交流进行了系统、详细的介绍,收集了大量一手资料,对了解海外中医发展状况提供了扎实的基础。

　　本书围绕中医药国际化研究展开,分为中医药国别发展、中医药文化海外交流、中医针灸海外应用、中医药产业海外发展四章,多以国内外法规政策文件,各国政府、国际组织年度或专题报告,官方网站数据及国内外专家学者的论文或著作为材料来源,以参考和收集一手资料为主。本书重点在于对中医药国际化发展现状进行解读,提出相应的建议措施,并对中医药文化的"一带一路"国际化发展机遇与前景进行分析,以期为中医药在海外的发展提供思路和方法。

　　本书可供中医药政策研究者、政府工作人员、中医临床与科研工作者、中医院校师生参考阅读。

总主编

徐建光

主编

宋欣阳　　杨宇洋

副主编

王　硕　　张　建

编委（按姓氏笔画排序）

Cucco Alberto	于　豆	王艺积	王笑涵	王福民
卞跃峰	田嘉禾	付金荣	乐毅敏	成　立	刘仕琦
刘竞元	许艺元	孙一诺	孙洪刚	严夏继	严雪儿
李　冉	李　晓	李几昊	李雨函	李经博	张　可
张　莉	张海涵	陈铸芬	林　勋	金　曼	周玥彤
周佳欣	郑　芬	赵致维	胡远樟	柴田里咲	倪　菲
徐慧莹	徐馨源	郭妍顼	郭雨怡	银子涵	彭依宁
温俊凯	谢亚菲	鉬桂祥	颜　静	潘　洁	潘映辛

人类历史是一幅不同文明相互交流、借鉴、融合的宏伟画卷。世界传统医药是人类文明的重要组成部分。其中,中医药是打开中华文明宝库的钥匙,自古以来,便在世界文明交流中扮演着重要的角色。到了近现代,中医药和世界的联系日趋紧密,在促进文明互鉴、维护人类健康中发挥着重要作用。比如青蒿素为全球疟疾防治,消除"健康鸿沟",挽救生命,做出了重要贡献。又如,新型冠状病毒肺炎疫情肆虐之际,中医药与国际社会共享诊疗方案,参与全球疫情防控,得到各国人民的高度认同。

中医药和世界是一个久远又日新的话题,有好多的故事可以讲,有许多的内容可以深入地研究。因此,我们编撰了"中医药和世界"丛书,这是一套开放和多元的丛书。丛书探讨的题材非常广泛,涉及中医药国别研究,世界传统医学研究,中医药的教育、医疗、标准、文化、产业、管理等研究。丛书运用了多学科内容和多元研究方法,涵盖中医学、历史学、国际关系学、传播学、管理学等多个学科,研究方法包括文献研究法、比较分析法、跨学科研究法、问卷调查法等。跨学科和多种研究方法的应用,为丛书提供了丰富的内容,也为丛书延展预留了空间。丛书深入探讨的中医药多元价值,不局限于健康价值,还具有文化价值、经济价值、外交价值、生态价值等。丛书的编著者不限国籍、民族、专业、年龄,来自希腊、新加坡、美国、日本等国家的同仁共同参与编撰,从不同视角阐释着中医药和世界的精彩互动。

青山不老,日月如梭。数千年来,中医药的发展浇灌着世界文明,世界文明也因中医药的绚丽身姿而更加夺目。"中医药和世界"丛书回顾历史、感受当下,交融文明、碰触未来,通过百家争鸣和全球碰撞,将中医药的价值跃然纸面,以飨读者,以倡文明。

编　者

2022 年 6 月

第三章　中医针灸海外应用 —— 137

第四章　中医药产业海外发展 —— 167

中医药国别发展 第一章

意大利中世纪医学与中医

——中医在意大利的发展契机

Cucco Alberto

健康是一切进步的基石，维系生命是所有发展的前提。毫无疑问，使人类达到身心健康，是生命科学发展和社会进步的主要目标之一，也是人类历史长河中一条亘古不变的真理。可以说医药史亦是人类史的基本组成部分之一，医学也不可能脱离人类文明而一枝独秀。

与人类文明的其他领域一样，医学在世界各地都遵循着不同的原则蓬勃发展。尽管中医药的宝贵价值在千百年间已然体现，但直到最近，它才悄然映入意大利研究者们的视野中，成为一项新兴的研究课题。

然而奇怪的是，早在意大利著名医者、意大利医学史专家阿达贝托·帕齐尼的著作中竟发现，中世纪以来意大利最为重要、至今仍广为研究的医学流派——萨勒尼坦学派，其原理基础与中医药理论十分相近。为了使意大利中世纪医学理论与中医学理论的对比更直观、清晰，本文将用意大利学派四要素（气、火、土、水）与中医学五行（木、火、土、金、水）进行对比分析。

本文从探究意大利及全欧洲最有影响力的中医书籍作家——乔瓦尼·马乔西亚医生的成就，聚焦意大利中医及针灸医师的治疗操作，寻找存在于意大利的传统中草药疗法，解读意大利中世纪医学与中医的不解之缘。

阿达贝托·帕齐尼（意大利罗马人，1898 年 2 月 23 日—1975 年 5 月 10 日）在他的著作《医学史》(*Storia della Medicina*)[1]中提出：西方医学在欧洲的发展极有可能是由于同一时期存在于欧洲地区的不同文化交汇碰撞所带来的。建造于罗马的排水沟渠是一个很好的佐证：它们的建造得益于古希腊建筑学知识与饮用纯净水这一医学概念的融合，它们也是古罗马文化的典型代表。排水沟渠这种文化融合产物，有其传统西方医学理论根源，而这一理论根源在现代医学中，仍是一个重要概念。类似可用以证明跨文化关系对医学概念和技术进化的重要性的例子还有很多，在众多医学史书籍中均有广泛记载。

在史前时期,在掌握畜牧业和农业之前,人类必须依靠捕猎、捕鱼和采集食物为生。在那时,我们的祖先通过反复验证发现了许多草药的药性,而后人们将这历史记载于册,成为了中国古代著名的神话故事"神农尝百草"。引用约翰·曼的一句话:"人类文化始终在尝试从与我们共存的动植物中获得。"有趣的是,这些来源于动植物的提取物,有的为剧毒品,见血封喉,有的使人产生幻觉,飘飘然似神仙,而有的却能减轻痛苦,医治病痛[6]。

一、从萨满到医学

在欧洲,巫术与医学的联系密不可分。史前时期,欧洲先祖的萨满仪式便是医学发展的雏形。帕齐尼在他的《医学史》中提出,巫术与医学是一对孪生姐妹,也就是说,这二者有着共同的起源,医学正是由古老的萨满仪式演变而来。无独有偶,在古代中国"医"被写作"毉",由"巫"字组成其中一部分,"巫"便是巫术,巫师之意;而后随着历史发展,"毉"才被"醫"字取代,不再是包含"巫"的复合字。

随着哲学在欧洲诞生,哲学家们也开始涉足自然科学和医学领域,巫术与宗教也不再是解释自然现象的唯一方法了。

曾经一神教将巫术仪式视为向撒旦和魔鬼表示忠诚的一种方式,而后,巫术仪式被一神教禁止,这也导致草药和医学研究脱离了巫术仪式,只有科学家们进行这项研究工作。与此同时,人们也渐渐意识到,科学家与传统的哲学家有所不同。几个世纪前,现代医学便起源于人们对人体和草药的研究中。例如,在中世纪,萨勒尼坦学派用柳树皮和生姜的混合物来治疗疣,而现代常见的解热镇痛药乙酰水杨酸,也就是阿司匹林,与柳树皮含有相同活性成分[2]。

二、意大利中世纪医学理论基础

根据中世纪的医学理论,世界上有四种主要元素:水、气、火、土。这些元素以不同的方式结合,又可以产生以下新的元素:火与气形成热,水与土形成寒,火与土形成燥,水和气形成湿。这四种新生成物质组合成四对,决定了四种元素的性质:热与燥是火的性质,温与湿是气的性质,湿与寒是水的性质,燥与寒是土的性质。人体的体液也与这四种性质息息相关:热与燥对应黄胆汁,也就是肝脏;温与湿对应血液,也就是指心脏;湿和寒与黏液相对应,指的是脑;寒与燥对应黑胆汁,指脾脏。

(一) 体液、人体与自然现象

体液与人的性格、四季变化和所处不同人生阶段有关。表1-1说明了体液与各元素的关系。

表1-1 体液与各元素的关系

元素＼体液	血 液	黄胆汁	黏 液	黑胆汁
性格	平和、愉悦、快乐、贪婪……	暴躁、精明、大方、骄傲、易怒……	缓慢、懒惰、冷静、聪慧、满足……	吝啬、懦弱、悲伤……
季节	春季	夏季	秋季	冬季
年龄阶段	成年	儿童	青年	老年

中世纪的人们认为,了解四种元素与体液及其他物质之间的关系也是保持身体健康的基础。若要保持身体健康,需要维持四种不同体液的平衡,并与四季和人生不同的年龄阶段相协调。因此,人们需要一种建立在精确规则上的严谨的生活方式,其中饮食问题尤为关键。

人们根据直观的感觉判断出,鱼又冷又潮湿,蔬菜既冷又干,水果冷且潮湿,猪肉冷且干,牛肉冷又潮湿,不同食物都具有不同的性质,要通过改变食物的性质,以达到维持健康的目的。不同的烹饪方法以及大量地使用具有热与燥性质的香料和调味汁,都是为了改变食物性质[3]。

除了个人体质差异,所处的社会地位也会影响一个人的养生保健方式。因此,王室、贵族和神职人员需要食用与农民和劳动者不同的食物,萨勒尼坦学派将其称为养生法。

(二) 萨勒尼坦学派与中医比较分析

萨勒尼坦学派理论与传统中医理论认为,人体的生理和病理现象都可以通过分析自然元素及自然元素与身体不同部位和现象的关系来进行阐述。表1-2简要总结了各自然元素及一些与它们相关的物质。

表 1-2 萨勒尼坦学派与传统中医学比较

比较点	萨勒尼坦学派				传统中医学				
元素	气	火	土	水	木	火	土	金	水
器官	心	肝	脾	脑	肝	心	脾	肺	肾
季节	春	夏	冬	秋	春	夏	长夏	秋	冬
气候	热、湿	热、燥	寒、干	寒、湿	风	热	湿	干	寒

从表 1-2 中可以看出,萨勒尼坦学派的元素与中医理论中的元素不尽相同。即使有一些相似之处,但各元素对应的器官、季节和天气条件等均呈现出实质性的差异。萨勒尼坦学派将胆汁与火元素联系起来,将血液与气相关联,而依照中医理论,胆汁属于木,血液属于火。事实上,中医药理论在中国仍广泛应用,而萨勒尼坦学派在欧洲早已被弃用。

(三) 意大利传统医学

必须指出的是,帕齐尼的书中涉及各种不同的、现存的医学种类(仅限于他成书时期,约 20 世纪前)。他曾广泛且深入地研究了中医,而与本文话题相关的是他所提出的一个观点:中医是一种具有完整理论体系的医疗方法,是现代西医最重要的替代品。

当然,在意大利及其他欧洲国家,也有一些传统治病方法与中医外治法非常相似。一位来自威尼托(位于意大利东北部地区)的女士曾告诉笔者,当她还是个孩子的时候,学校的修女们常常用玻璃杯给学生们治病,使用方法和中国的"拔火罐"相似。奥尔巴尼的一位女士也向笔者描述过类似的经历,看来拔罐不仅在中国流行,也许在过去,许多国家都有这种传统的治疗方法。另一个有趣的现象是,在意大利,老人们经常建议着凉或淋雨后洗个热水澡,以免寒气入骨,引起关节痛或者感冒,人们这种对疾病的认识很接近中医学观点。需要强调的是,中医学是更加完善的传统医学,人们对它的理论方法之有效性进行了深入探究,并通过系统的方法为其提供科学依据。中医学理论方法历经千百年,无数杰出医家留下他们的著作供后人继承钻研。

三、中医在意大利

（一）欧洲最有影响力的中医书籍作家马乔西亚

在欧洲想要获得关于中医的知识，科学文献并不是唯一的信息来源。大部分欧洲人都听说过中医，询问意大利人或其他欧洲人，他们可能会说出一些关于针灸的个人轶事，或是关于他们自己，或是关于亲戚和朋友。大多数欧洲人都接受过针灸治疗，这种治疗方法在欧洲广为人知，且非常流行。笔者的祖母曾说，她年轻的时候也接受过针灸治疗。然而，针灸并不代表整个中医，即使有时候针灸成了中医的简称。所以一个问题自然而然地产生了：意大利人对中医了解多少？他们只知道针灸吗？他们知道中药和植物药吗？中医的经典和原理及其孕育出的文化又是如何的？

为了解答这些疑问，我们必须阅读一些欧洲和意大利的中医文献，而这个小众领域最权威的专家便是乔瓦尼·马乔西亚了。意大利针灸学会联合会主席科洛·玛利亚·吉奥瓦纳迪博士称乔瓦尼·马乔西亚是"欧洲中医之父"，马乔西亚对中医药在欧洲国家传播的重要性不可否认。尽管在马乔西亚著书之前，中医在欧洲已经传播并应用了很长一段时间，但马乔西亚为中医药在欧洲的传播所作的巨大贡献是有目共睹的。马乔西亚留学于英国东方医学院，1974 年获学士学位，1980 年、1982 年、1987 年、2005 年分别在南京中医学院（1995 年更名为南京中医药大学）攻读研究生，对中文（现代和古典中文）十分了解，并能够阅读中国古籍，包括中医经典书籍和中国文化古籍，这也是为什么他能够以如此专业的方式写有关中医书籍。他的著作颇多（其中一些被西方许多中医学校用作教科书），较为著名的有《中医舌诊》《中医基础》《中医实践》《中医妇产科学》《中医诊断》《针灸经》《中医心理》等。这些书也应用于意大利的中医教学中，并由 A.M.A.B——意大利及中国针灸学校翻译。

（二）中医实践

在马乔西亚的《中医实践——针灸和中草药治疗疾病》（第 2 版）[4]一书中（该书原版为意大利文，由科洛·玛利亚·吉奥瓦纳迪、翁贝托·马赞蒂和阿尔弗雷多·瓦纳西翻译成英文），马乔西亚从西医生理学、病理学和病理生理学的角度分析疾病病因病机，而后从中医的角度对其进行审查，并提出了针灸和中药治疗的建议。最让人惊叹的是他写作时的资料来源包括：西医理论（来自西医院和大学）；中医药学术论文、文章及现代研究成果；中医经典古籍（如《黄帝内经》《伤寒论》《诸病源候论》《血证论》等）；中国文化相关古籍（如《老子》《道德经》《太乙金华宗旨》等）。由此不难看出，马乔西亚不单单想让西方国家民众浅显地了解中医、简单地接受中医,更想让人们深入地了解这背后的中国文化,并对其产生浓厚的兴趣。

文献既不是了解意大利中医发展的唯一途径,也不是最好的途径。为了更准确地了解这门独特学科的现状,必须要了解意大利中医诊所的具体情况和在意大利从事中医或针灸的医师们,以及他们究竟怎样应用这一技术。

(三) 针灸操作

在意大利的中医诊所进行学习时,笔者遇到的所有医生都认为意大利患者和中国患者有些不同。在过去,他们中的大多数人都曾在中国学习中医,并去过中国的医院观摩医生为患者进行针灸治疗。在向笔者描述他们的经历时,他们都感叹,中国医生在进行针灸操作手法时,行针的针感非常强烈,而在意大利,大多数患者可能无法忍受针刺治疗。所以在这里,针刺手法要非常柔和,治疗过程中的用针数量也有限制。此外,中国患者几乎每天都可以去医院,或者至少每周去几次(住院患者每天都可以接受针灸治疗),但是在意大利,情况却大不相同。原因有很多,例如,在意大利,不是每个城市都有针灸医生,这里的针灸治疗费用比中国更贵,医保并不能支付针灸费用等。这就是为什么大多数意大利患者一周只能针灸一次,甚至更少。因此,不是所有的疾病都能像在中国一样得到有效治疗,而且医生们的操作手法也有不同。由于上述原因,他们取穴时多选择特定穴位,如五输穴、原穴、背俞穴、募穴等。

十分有趣的是,笔者发现该意大利诊所的医师们无论治疗什么病,都会用到背俞穴,追问其原因,他们说是为了前后对称和谐。

此外,他们还会在奇经八脉与十二正经的交会穴处施针。当然,他们不是每次治疗都取这些穴位,具体要依照病情变化选择穴位。他们通常将这些穴位组合使用,模式如表1-3。

表 1-3　穴位的组合使用

穴　　位	络　　穴	交　会　穴
任脉	LU7　列缺	KI6　照海
督脉	SI3　后溪	BL62　申脉
冲脉	SP4　公孙	PC6　内关

穴　位	络　穴		交　会　穴	
带脉	GB41	足临泣	TE5	外关
阴跷脉	KI6	照海	LU7	列缺
阳跷脉	BL62	申脉	SI3	后溪
阴维脉	PC6	内关	SP4	公孙
阳维脉	TE5	外关	GB41	足临泣

例如,要调理任脉,不必选择循行于任脉上的穴位,只要取列缺、照海进行针刺治疗即可。

(四) 关于中药

意大利有一些草药店,但大多数中药都很难买到。其实在意大利的大学里有传统草药科学和技术的课程,类似于药剂学专业,有些人喜欢用传统的方法和草药来治疗疾病,而另一方面,也有许多人认为草药不等同于药物。意大利的草药科学通常被看作是药物与饮食相结合的治法,所以草药疗法也被称为“食物补充疗法”。但也有例外,那就是“蜂胶”①,一种用来治疗喉咙痛的传统的“药物”,它的疗效确切,人们通常把它比作“天然的抗生素”[5]。

知道如何使用中草药的意大利人非常少,正如之前提到的,很多草药都买不到。但经过网上搜索后发现,在意大利可以买到中成药,有些店铺会出售这类药。当然,并非所有药物都可以在意大利出售(药物成分不能含有任何有毒物质),中成药所包含的中草药必须在 BELFRIT(比利时、法国和意大利卫生部认可的天然草药)范围中。此外,它们也必须在符合美国食品药品监督管理局(FDA)标准的实验室中生产。意大利产销的中成药,多为我们最常见的中成药,比如六味地黄丸、逍遥散、生脉散、龙胆泻肝汤、补中益气丸等。

四、总结

意大利与中国的医学发展方式截然不同,但也有许多相似之处。虽然处于不同时代、不同地域时,人类文明差异巨大,但至少发现和解释周围世界的方法是相同的。

---

① 由蜜蜂产生的脂类混合物。

这就是为什么意大利和中国都诞生了类似的医学体系,但最终又通过不同的途径发展起来。萨勒尼坦学派认识和描述人体、病理现象,阐述自然现象对人体健康影响的系统,在一定程度上与中医学理论不谋而合。在中国,中医体系历史悠久,而今,人们为了继承和发展传统医学,仍孜孜不倦地进行研究,使其不断演变、完善;在意大利,传统医学走上了另一条道路。事实上,萨勒尼坦学派的医学原理已经不再应用了,但它们却是现代医学诞生的基础:西方医学的药理学和生理学正是基于萨勒尼坦学派产生的。

现在我们发现了很多意大利文化和中国文化的相似之处,这些共同点也许可以成为中医在意大利发展的契机。虽然中医药在意大利已得到初步发展,但前路漫漫,仍有许多关卡。在意大利,只有持有西医执业医师资格证的医生才有针灸处方权,目前意大利的中医药政策尚不明朗,这很可能会影响中医药在意大利的发展。即使有一些关于中医的优秀书籍,也有一些掌握针灸技术的医生,但仍未有标准的针灸教学国际标准。此外,意大利关于草药的法律过于严格,中医师们尚不能广泛使用中草药。

〔1〕 Adalberto Pazzini. Storia della Medicina〔M〕. Roma：Editrice Nazionale，1944.

〔2〕 Baldassare Pisanelli. Trattato della Natura de' Cibi et del Bere〔M〕. Roma，1583.

〔3〕 P. Magenta，La Scuola Salernitana ossia Precetti per Conservare la Salute〔M〕. Pavia，1835.

〔4〕 Giovanni Maciocia. La Clinica in Medicina Cinese — Trattamento delle Malattie con Agopuntura ed Erbe Cinesi〔M〕. Carlo Maria Giovanardi，Umberto Mazzanti，Alfredo Vannacci，2nd ed. Milano：Edra，2009 .

〔5〕 Lukasz Kamienski. Shooting Up A History of Drugs in Warfare〔M〕. London：C. Hurst & Co. (Publisher) Ltd.，2017.

〔6〕 John Mann. Murder，Magic，and Medicine〔M〕. Oxford：Oxford University Press，2000.

探讨中医药在日本的发展现状与未来趋势

柴田里咲　鈕桂祥　林　勋　付金荣

日本位于东亚地区,属于岛屿国家。日本总务省统计局数据显示,至 2022 年 10 月,日本总人口约 1.25 亿。中医药在 5 世纪经朝鲜半岛传入日本,在日本本土文化的孕育下,逐渐发展形成日本汉方医学。直到明治维新时期,受到西洋医学的影响,日本政府决定废除汉方医学,其发展一度停滞,甚至衰落。直至 19 世纪末,在日本有识人士的不懈努力下,经日本厚生省批准同意成立日本东洋医学会。1991 年,汉方医学得到日本医学会的加盟认可,被纳入国家医疗保险。如今,日本汉方医学的发展进入了新时期。本文通过对日本汉方的发展和现状进行回顾,初步探讨其兴衰原因,并对当今影响日本汉方医学发展的相关因素加以分析,以期为中日两国在传统医药医学的交流与合作提供参考。

一、日本汉方医学的历史演变

(一) 中医药在日本的起源

自日本绳文时代到平安时代,中日两国的文化交流兴旺,来往频繁,中医药在 5 世纪经朝鲜半岛传至日本。日本第一部法典《大宝律令》于 701 年颁布,仿照当时中国唐代的医药行政及教育制度设立"医疾令",明确要求医学生要"先读本草、脉诀、明堂……《素问》《黄帝针经》《甲乙经》《脉经》[1]。"这个时期,大量遣隋唐使、留学生及学问僧们竞相吸收学习中国医学典籍,医学发展成效显著。现存最早的《医心方》是 984 年日本御医丹波康赖所著,其中保留了自中国文献引用的原始文献,为中国六朝时期的医学研究提供了宝贵史料[1]。此后日本进入镰仓时代,被日本尊为医学圣典的《伤寒论》及奠定日本运用病名疗疾的《太平惠民和剂局方》,正是此时随着宋元医学一同传入日本[2]。

(二)汉方医学的兴起

1.室町时代(1336—1573) 此时日本与中国贸易往来甚频,中国正处金元四大家争鸣时期,受其影响,田代三喜在日本首倡其中的李朱医学,形成称为"后世派"的一种汉方流派。田代三喜的弟子曲直濑道三被称为"日本医学中兴之祖",大力推广普及李东垣的补土论和朱丹溪的滋阴论,所著《启迪集》明确提出"查证辨治"的诊疗原则,认同朱丹溪所言《太平惠民和剂局方》的不足,几乎是日本首位强调辨证论治重要性的大家,倡导腹诊疗法[2,3]。

2.江户时代(1603—1868) 1635年起,日本德川政府持续了200多年的锁国体制,只允许西岸长崎港市可与中国及荷兰通航[1]。在这期间,众多学者及医家进行更深入的思想交流与学术探讨,相继形成了古方派、本草学派、考证学派、折衷派、汉兰折衷派等多种流派。

古方派以《伤寒杂病论》为核心,重视学习张仲景的学术思想[1]。名古屋玄医、后藤艮山和吉益东洞等是其中的代表人物。名古屋玄医苦心研读古代经典,以现日本京都城市为核心,与众汉方名医深入交流探讨,完成《医方问余》《金匮要略注解》等著作[2]。后藤艮山则是一位在古方派的医师中带有革新运动色彩的医师,强调临证实效而轻理论,认为百病皆由气滞而生[3]。吉益东洞则提倡万病一毒说,借鉴中国医家"以方类证"及张仲景的"随证治之"学术思想,提出方证相对[3]。折衷派主张将后世派以宋、元医方为主的辨证论治学术思想和古方派以汉、隋唐医方为主的重视经方的方证相对学术思想相互融合,代表人物为和田东郭[3]。本草学派以李时珍的《本草纲目》为核心进行学术探讨,形成贝原益轩的《大和本草》等相关本草学著作[2]。古方派和本草学派的发展基本标示着日本汉方医学特点的雏形:重症状轻理论、重道地药材。

江户后期,日本出现了主张对医学古籍进行考证,从而整理并完善经典药方的考证学派,相关著作有多纪元简的《伤寒论辑义》,其子多纪元坚的《伤寒论述义》等[3]。此时日本考证学派的研究成果在明治维新后反向输入中国,对中国医学的发展起到积极影响[2]。1774年杉田玄白等人完成首部日译医书《解体新书》,使整个日本医学界学者对西方医学的关注增加[1]。部分医家试图将汉方医学和西方医学融合使用,产生汉兰折衷派,代表人物华冈青洲在1804年通过使用通仙散,在全身麻醉下成功完成乳腺癌摘除手术[2]。

(三)汉方医学的衰落

明治政府于1874年将以往的汉方医学不是科学医学等作为若干理由,规定采用德国医学教育制度[1]。1875 年,日本内务省发布规定,医师考试增加六科西医考试科目,汉医界为此组织抗争,提出"汉医考试六科",但政府不予理会[3]。1883 年内务省再次宣布,医师必须经过 3 年以上的西医学习并通过西医国家考试才能获得执业证书,并在同年禁止汉方医处方权[3]。其间,日本民间汉医纷纷成立救亡社团,数次向政府请愿重视汉医,均被束之高阁或驳回[1]。在名古屋创建的"爱知博爱社"的社长浅井国干挺身而出,串联各地汉医救亡同盟进行请求运动。然而 1895 年,第八次日本国会以 105 票对 78 票否决了汉医提出的修正案,彻底否决了汉医的存在[3]。至此,在日本已有上千年历史的汉方医学全面衰落。

明治维新后,日本彻底由封建社会转向资本主义社会。中国清朝的光绪帝见此,决意效仿以图自强,于是涌现了留日热潮[4]。日本废止汉医的政策,使中国近代留日群体也产生了在中国废止中医的想法,本意为科学救国,回国后与革新派及保守派产生了大规模的中西医论战,极大地改变了中国近代医学的演变[4]。

(四) 汉方医学的复兴

因日本民众对汉方医药根深蒂固的信赖,汉方医学并没有彻底灭亡,更是有近代西医队伍中的有识之人开始发声。1911 年和田启十郎所著《医界之铁椎》首先倡导重新重视汉方医学,被后人称为"汉方中兴之祖"的汤本求真于 1927 年著《皇汉医学》,成为最早结合西洋医学知识解释汉方医学的著作,积极推动了日本汉方医学的发展[3]。经过日本各汉方医生及其相关团体的努力,1950 年日本东洋医学会成立,1991年得到日本医学会的加盟认可[3]。直至今天,日本的汉方医学界与西方医学界不断交流与融合,以期形成更有益于医学发展的新形式。

二、日本汉方医学的现状

(一) 汉方医学临床、医疗体系

目前,日本汉方医疗体系可分为 8 种:政府公立医院内的针药结合门诊、私立大学研究所的针药结合门诊、私人经营的诊所(包括汉方诊所、针灸所、整骨院、按摩推拿指压馆等)、属于医疗法人社团的医学中心所设立的和汉诊疗科、属于医疗法人社团的综合门诊部所设立的汉方内科、属于医疗法人社团的汉方医院或汉方诊所或针灸所、私人经营的汉方堂药局、私人经营的调剂药局和普通药局。

1. **开办施术所的条件**　在日本的管理规定下,将整骨院、针灸所、按摩推拿指压馆等统属于施术所或称作治疗所。开办手续并不复杂,在日本普遍可见。据 2018 年厚生劳动省统计显示,全国针灸所有 30 450 个,按摩推拿指压馆 19 389 个,按摩、推拿、指压、针灸均有提供的施术所 38 170 个,整骨院 50 077 个[5](表 1-4)。选择开办施术所,需向有关部门提交开办者的身份信息、执业资格证书、建筑物平面图等资料,审核通过后就可以着手开办[6]。在施术所开设 10 日内,需向施术所所在地的保健局提交《施术所开设报告》,并提供相关资料的复印件[6]。此外,只要通过相关许可证,可选择前往患者家中进行治疗[6]。

表 1-4　日本施术所数量

施 术 所 类 型	数量(个)
针灸所	30 450
按摩推拿指压馆	19 389
按摩、推拿、指压、针灸均有提供的施术所	38 170
整骨院	50 077

2. **开办汉方堂药局的条件**　日本药局通常可分为两种:一为调剂药局,由政府授予其处方药销售资格,患者可在里面购买处方类中成药;另一种为普通药局,非处方类药品陈列其中,通常与化妆品等其他生活用品同时贩卖,统称为药妆局,市民可在里面购买非处方类中成药或是汉方保健品。汉方堂药局,简称汉方堂,属于特殊药局,需向健康安全部提交《药局开设许可新规申请书》《药局医药品制造业许可》等相关资料,通过审核后,配有相关技术人员即可开办。汉方堂提供就诊服务,可开具中成药处方或是汉方饮片[7]。

(二) 政策法规与管理

1. **汉方职业者管理**　为加强汉方医学从业者管理工作,1989 年日本东洋医学会设立了专门医及认定医制度委员会,专司汉方专科医生有关事务。其职责范围涵盖了汉方专科医师考核资格审核、汉方专科医师认证、注册会员的继续教育等。至 2020 年其汉方专科医师总计 2 148 名[8]。为了提高按摩指压师、针师、灸师的执业水平,1988 年厚生劳动省出台相关法律,对按摩推拿指压师、针师、灸师实施国家资格执业考试及执业注册制度,并合并 7 个相关团体(日本针灸师会、全日本针灸按摩师会、日本盲人联合会、日本推拿按摩指压师会、东洋疗法学校协会、全国病院理学疗法协会、全国盲学校理疗科教员联盟);1990 年成立东洋疗法研修试验财团,1992 年起专门管理按摩推拿指压师、针师和灸师的有关事务,职责范围涵盖了按摩推拿指压师、针师和灸师的考试资格审核、资格证颁发认证、注册会员的进修等[9]。据 2018 年厚生劳动省统计,针师总计 121 757 名,灸师总计 119 796 名,柔道整复师总计 73 017 名,按摩推拿指压师总计 118 916 名[5](表 1-5)。为了进一步提高药剂师的专业能力,1989 年经厚生省药务局认定成立日本药剂师研修中心,专司药剂师有关事务;2000 年起设立汉方药及生药研修会,主司汉方药剂师有关事务,职责范围涵盖了汉方药剂师考核资格审核、汉方药剂师认证、注册会员的继续教育等[10]。

表 1-5 日本汉方相关职业者数量

汉方相关职业者类型	数量(名)
汉方专科医师(至 2020 年)	2 148
针师(至 2018 年)	121 757
灸师(至 2018 年)	119 796
柔道整复师(至 2018 年)	73 017
按摩指压师(至 2018 年)	118 916

2. **生药和制剂管理** 日本厚生省从 20 世纪 20 年代起,分别在北海道、筑波、伊豆、和歌山、种子岛建立了 5 个药用植物栽培试用场[11]。针对药材的安全及品质要求,日本厚生劳动省出台的《日本药局方》明确规定其性状、干燥减量、纯度试验等[12]。1975 年,日本厚生劳动省组织相关专家一方面从《伤寒论》和《金匮要略》等古籍中选择处方,另一方面将本国的《经验汉方处方分量集》和《汉方诊疗医典》等古籍进行相关内容梳理整合,最终通过日本中央药事委员会决议,颁布《一般用汉方处方手引》。此后反复增补筛选,如今已更新至 2017 年版《一般用汉方制剂制造贩卖承认基准》,收录 294 种处方[13]。日本制药企业按照规定可免除药理和临床研究,按此颁发基准进行汉方制剂的研发与生产[13]。日本的三大汉方制药公司(津村、三共、钟纺)每年的新药研发费用均占年销售收入的 10%～15%[11]。

3. **汉方制剂保险** 1976 年,汉方颗粒剂加入医疗保险体系,使相关行业得到快速增长[11]。但因之后出现的小柴胡汤事件(许多慢性肝炎患者因服用小柴胡汤引起间质性肺炎,更有死亡病例出现),2001 年日本东洋医学会成立循证医学(EBM, evidence-based medicine)委员会,以明确中医治疗具有能够客观评价的有效性并探讨临床试验计划[14]。如今,日本通常把汉方制剂分为"医用汉方制剂"(即 RX)和"一般用汉方制剂"(即 OTC)。前者纳入国民健康保险范围,后者需自费在药店购买。至 2019 年收入医疗保险的汉方颗粒剂有 236 种[15]。此外,对于在施术所(包括整骨院、针灸所、按摩推拿指压馆等)就医,如果诊断为腰痛和类风湿关节炎等 6 种疾病,其治疗可纳入国家医疗保险支付[16]。

(三) 汉方医学教育

目前,中国中医药大学附属日本分校共有 6 所。1958 年在东京成立辽宁中医学院附属日本中医药学院,1991 年在东京成立北京中医学院继续教育日本分校,1994 年在东京成立黑龙江中医学院日本校,1996 年在大阪成立上海中医药大学附属日本校,并于 1999 年成立东京教育中心。这些分校均开办附属中医堂供学生见习。2005 年,在神户成立天津中医学院附属日本分校,与神户东洋医疗学院合作培养四年制药学本科生,课程内容除专业课程内容外,涵盖针灸及汉方内容,该专业学生均可考取国家药剂师资格证。2011 年,广州中医药大学与大阪滋庆学院联合创办广州中医药大学(日本校),该校获得中国中药专业硕士学位授权资格,开设中药专业硕士研究生课程,聘请广州中医药大学教授赴大阪定期开展讲座。

日本文部省于 1972 年同意日本综合大学医学部、医科大学、药科大学、齿科大学开设传统医学相关课程[17]。2001 年日本文部省发布《医学教育模式及核心课程设置指南》,明确提出关于汉方医学的必学内容[14]。2002 年,文部省讨论提出将全国综合大学药学部及药科大学由 4 年制改为 6 年制课程,以此增加了汉方医学的相关内容,2004 年获正式批准同意[18]。2006 年,为了培养多种人才,日本政府修订相关法律规定,决定保留 4 年制药学专业本科教育课程,要求 6 年制药学专业本科毕业生可报考国家执业药师资格证。因为此项法律的颁布,2018 年,天津中医药大学附属日本分校改为天津中医药大学针灸推拿学院神户校,不再合作培养四年制药学本科生,主要培养针灸人才。第一、第二学年于日本神户学习相关基础理论及治疗操作,第三年赴中国天津中医药大学附属医院进修。据 2019 年不完全统计,日本 73 个综合大学药学部或是药科大学的本科四年级课程中,开设的汉方医学课程内容约占总内容的 55%[18]。

(四) 科学研究、学术机构的发展

1963 年,富山大学被批准为第一个建立汉药研究设施的国立大学。1968 年,厚生省为生药研究提供经费支持,次年,第 61 届国会众议院讨论将汉方研究经费列入国家预算。1972 年,建立北里研究所附属东洋医学会综合研究所,设有基础研究部、

临床研究部、药草生产部以及研修部、汉方针灸两个门诊部,此后一系列汉方医学专业科研机构建立[3]。在北里研究所这座驰名的现代医学研究机构中设立东洋医学研究所,无异于在现代医学最高学术领域中公开支持汉方医学的存在和承认其未来性。1979 年,国家科学技术厅又制定了汉方医学研究综合计划,投入 10 亿日元进行病证与经络、瘀血症、生药资源等研究,为日本汉方医学迅速发展奠定了基础[3]。

20 世纪 80 年代,日本学者田代真一首先提出了血清药理学的概念和实验方法。日本学者自 20 世纪 90 年代初起开始了 系列探索,近十年来此法已越来越多地应用于中药药理研究。中药血清药理学是指将中药或中药复方经给动物灌服一定时间后采集动物血液,分离血清,用含有药物成分的血清进行体外实验的 种实验技术。以中药血清代替中药粗提物进行体外实验,避免了直接体外用药的一系列干扰,其实验条件更接近于药物在体内产生效应的内环境。这种方式不但能反映中药及其代谢产物的药理作用,而且能反映可能由药物诱导机体内源性成分所产生的作用,更接近药物在体内环境产生的真实过程[19,20]。

近年来日本对中草药的药理研究主要可表现在以下几个方面:① 中药有效成分的研究。② 中药药效作用原理的研究。③ 中药炮制作用的研究。④ 中药组织培养成分的研究。⑤ 中药的分子生物学研究[11]。

如今,根据中国国家自然科学基金委员会与日本学术振兴会(JSPS)的合作协议,双方每年共同征集和资助中日双方研究人员的人员交流项目和双边学术研讨会项目。近 3 年,开展人员交流项目总计 33 项,双边学术研讨会 11 项,其中有关中药的合作项目 1 项,意味着双方合作有了更多的可能性[21]。

三、展望

近 10 年来,日本政府关注汉方药业的发展,改革汉方临床医疗体系,允许注册医院、诊所、汉方堂药局提供中医服务,加强汉方执业者管理及注册,严控饮片管理,完善中医高等教育体系,培养汉方人才,推动继续教育,提高汉方专科医师医疗水平,设立汉方科研、学术机构,使得日本的汉方药业逐步发展。其中,允许注册医院、诊所和汉方堂药局开展汉方及针灸服务,在日本汉方医学发展史上具有划时代意义,是未来日本医疗体系向中西医整合治疗发展的重要契机。

目前存在的重大问题是关于如何培养及留住中医人才。通过来华中医留学生调查显示[22],来华留学生多把从事中医作为自己的职业方向,从驱动因素可以看出,超过七成的学生是由于对中国中医药有着浓厚的兴趣,对其发展前景充满信心而来求学。然笔者通过周围同学得知,回国就业难、职业发展受限、薪资较低是普遍存在的问题。以日本留学生为例,回国需要考取当地资格证方可从事相关行业。目前考取资格证需要的时长短则 3 年,长则 12 年,有些资格证易于考取,但含金量不高,而有含金量的资格证则考取成本过高。于是,来华中医留学生回到母国无显著优势,转行现象不少见,这不仅打消了来华中医留学生对中医的热情,反而在学生内心埋下后悔甚至抵触情绪。此外,人才流失的根源在于中医机构缺乏人才培养及规划体系。为了适应国际市场对中医人才的需求,因材施教,一方面要传授纯正的中医医学,一方面应紧跟国际前沿,定期开设海外中医系列讲座,了解国外中医发展情况,还可与国外教学机构、医院等组织合作,与国际学生直接对话,从思想的碰撞中找到国际化中医人才的定位与市场需求。

参考文献

［1］根岸谦之助.医疗民俗学论［M］.东京：雄山阁，1992.

［2］小曾户洋.汉方的历史：中国·日本的传统医学［M］.东京：大修馆书店，1999.

［3］杨晶鑫.近世日本汉方医学变迁研究［M］.长春：吉林大学出版社，2008.

［4］郝先中.日本废除汉医对中国近代医学的影响［J］.皖西学院学报，2005(6)：69-72.

［5］厚生劳动省.平成30年卫生行政报告例(就业医疗关系者)的概括.［EB/OL］(2018)https://www.mhlw.go.jp/toukei/saikin/hw/eisei/18/dl/gaikyo.pdf.

［6］东京都福祉保健局.施术所(按摩推拿指压·针·灸、柔道整复)的开设等.［EB/OL］(2016-06) https://www.fukushihoken.metro.tokyo.lg.jp/smph/minamitama/youshiki/shinryoujotou/sejutsusho.html.

［7］东京都福祉保健局.药局开设者的手续.［EB/OL］ https://www.fukushihoken.metro.tokyo.lg.jp/smph/tthc/shinsei/yakuji1.html.

［8］日本东洋医学会.一般社团法人 日本东洋医学会 专门医制度基本规程.［EB/OL］(2019-02-14)http://www.jsom.or.jp/universally/doctor/pdf/regulations.pdf.

［9］公益财团法人东洋疗法研修试验财团.公益财团法人东洋疗法研修试验［EB/OL］.https://www.ahaki.or.jp/about/establishment.html.

［10］日本药剂师中心［EB/OL］.https://www.jpec.or.jp/about/center/index.html.

［11］戴昭宇，赵中振.日本传统医药学现状与趋势［M］.北京：华夏出版社，1998.

［12］厚生劳动省.第十八改正日本药局方作成基本方针［EB/OL］.(2016) https://www.mhlw.go.jp/file/06-Seisakujouhou-11120000-Iyakushokuhinkyoku/jp18kihonsousin.pdf.

［13］厚生劳动省医疗·生活卫生局长.一般用汉方制剂制造贩卖承认基准［EB/OL］.(2017) https://www.mhlw.go.jp/file/06-Seisakujouhou-11120000-Iyakushokuhinkyoku/0000160072.pdf.

［14］秋叶哲生.医疗用汉方制剂的历史［J］.日本东洋医学杂志，2010,61(7)：881-888.

［15］仝选甫.从日本国内对过敏性鼻炎(花粉症)的治疗现状看中医药在日本临床的价值和疗效评价［J］.中医耳鼻喉科学研究，2019,18(3)：20-23+12.

［16］全国健康保险协会.这种时候可以用健康保险［EB/OL］.2021,https://www.kyoukaikenpo.or.jp/g3/.

［17］重视中医发展中医弘扬中医乃势在必行［J］.办公自动化，2018,23(6)：13-14.

［18］能势充彦.药学汉方教育中有的问题和课题［J］.世论时报社出版部，2019,28(3)：237-243.

［19］米永杰，李健.中药血清药理学研究概述［J］.四川解剖学杂志，2006(4)：34-35.

［20］王睿.中药血清药理学研究进展［J］.齐齐哈尔医学院学报，2006(18)：2243-2244.

［21］国家自然基金委员会国际合作局［EB/OL］.http://bic.nsfc.gov.cn/Show.aspx?CI=41.

［22］李海燕.中医学来华留学生基本情况与学习动机的调查［J］.中国中医药现代远程教育，2012,10(10)：137.

越南医籍《海上大成懒翁集成先天》
对赵献可医易思想的完善

李几昊

自古以来,越南与中国交流频繁,中医文化思想对越南医学体系的构建具有重大的影响。在医学上,易学思想深刻影响了中医哲学,其"医易同源"思想亦随之影响了越南医学。黄君编撰的《乐生心得》用易学原理来解释人体。《医书运气》序直言:"会论医书全是易,闲看易道总是医。"宋明时期,由张载、邵雍、周敦颐等人开创的理学对医学理论影响最大,理学在构建以阴阳、五行、气、心、性等为范畴的儒家身心性命之学体系的同时,也间接推动了以阴阳、五行、气等为主要范畴的中医哲学体系的发展,并广泛传入越南,与越南医学紧密结合,如黎朝太医院大使林答英编撰的《傅中明理录》就以"傅中""明理"等理学核心理论为指导医学实践,罗溪先生编撰的《泽园辑要医书》在受到"太极学说"的影响之下以"先天太极"模型来构拟人体结构[1]。

越南医圣黎有卓更是受中国医易思想影响颇深,在其医著《海上医宗心领》中,多处引用中国明清时期的中医典籍。书中对冯兆张的《冯氏锦囊秘录》、赵献可《医贯》、张景岳《景岳全书》等书内容的引用随处可见。国内对黎有卓的研究主要着眼于《海上医宗心领》的学术思想挖掘。对其另外的几份写本未曾重视。如《海上大成懒翁集成先天》(图1-1),研究者多认为其与后期刻本《海上医宗心领·玄牝发微》(以下简称《玄牝发微》)高度相类,从而只研究《玄牝发微》。笔者把二者进行比较,发现二者相差甚远,尤其很多篇章在《玄牝发微》中未见或简述。正合肖永芝女士对其源流判定:《海上大成懒翁集成先天》是黎有卓学术思想的早期传本[2]。因此笔者以《海上大成懒翁集成先天》中的两篇典型医论为研究对象,探讨其对明末医家赵献可医易思想的诠释与完善。

一、赵献可《医贯》学术理论沿革

明代医易思想中最具代表的肾命思潮是中国古代太极理论的延续,尤其是把宋

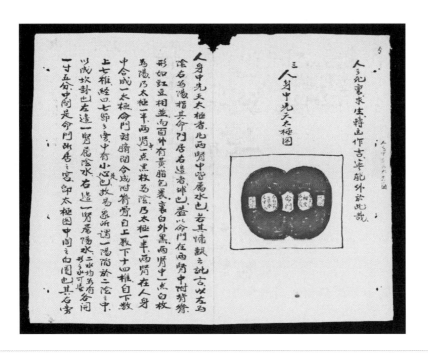

图 1-1 《海上大成懒翁集成先天》节选

代"太极图"式的宇宙诠释模型引入人体进行解释。因此"理法方药"都蕴含着"太极"思想,肾命学说随即成为了主流思潮。孙一奎在《医旨绪余》中对命门的"位置形态"提出命门有位无形论,对命门"功能"的阐释侧重于"肾间动力说",将命门解释为一种变化莫测、无形无状、驱动身体运行的生命力。薛己在肾命关系中,提出"左肾右命门",以象数易学之理为依据,在方药上创立"六味丸"和"八味丸",治法上则强调善补左肾真水和右命门之相火[3]。而赵献可则是在继承前人的肾命理论下,从理法方药多角度对"肾命理论"进一步发挥和诠释。其医易思想成就主要集中在《医贯》一书。其对于命门的位置继承了孙一奎的"有位无形",扩大了薛己"八味丸"和"六味丸"的应用范畴。在此基础上,把命门地位提升到"真主真君"的层次,并借用"太极图"来论述人体,认为"命门为一身之太极"。将命门太极拓展为一个无形统摄有形的先天命门太极系统,凸显了命门太极对人体生命的统摄作用[4]。不可否认,《医贯》在明代肾命思潮中具有重要的地位,但是其对"命门"推崇的"极端化"却在中医学术思想史上颇受争议。

吕留良的《吕晚村先生评医贯》是研究赵献可医易思想的重要著作,其扩大了《医贯》的影响,认为赵献可"主张太过,立言不能无偏,遂欲执一说而尽废诸法",在此基础上纠正了不少赵献可的偏颇思想[5]。徐大椿《医贯砭》是专门批评《医贯》思想的专著:"记两方可尽治天下之病,愚夫又甚乐从,贻害遂至于此极。"其中的"两方"即指责赵献可扩大对薛己"八味丸"和"六味丸"的应用范围[6]。《四库全书总目提要》并没有收录《医贯》,但是从《医贯砭》和《薛氏医案》的提要可以窥探其对赵献可思想的态度。《四库全书总目提要·医贯砭》云:"赵献可不能多验,其书已不甚行。"《四库全书总目提要·薛氏医案》云:"执其成法,遂以八味、六味通治其病……不得以李斯之故归罪荀卿。"[7]清代医家罗浩《医经余论·论伪书》云:"杜撰经语,妄标新意,以雄奇笔力,开简便法门……虽非伪书,实医宗之魔道,岐黄之罪人也。"[8]更是把《医贯》与伪书等同。综上所述,以《医贯》为代表的赵献可医学思想,确实饱受争议。但是,后代医家在一味批评指责其思想偏颇的同时,并没有提出更完善的修正意见,反而有"糟粕弃之"的倾向。而当赵献可的思想传到越南后,越南医圣黎有卓在其《海上大成懒翁集成先天》一书中,结合易学理论给出了相对完善的修正。

二、《海上大成懒翁集成先天》述要

《海上大成懒翁集成先天》写本今藏于越南国家图书馆,标号 R.3196,长 28 厘米,高 17 厘米,共 71 页,收录医论 36 篇(图 1 - 2)。分别为:《无极图》《先天太极图》《人身中先天太极图》《先天根本图》《论命门为一身之主》《评君心说》《水火立命论》《水火相须辨》《尊生救本论》《百病损伤皆由肾论》《诸病求源论》《相火龙雷辨》《龙为阳物本是畏寒而升又何恶热而走辨》《补药得宜论》《化源论》《治法提纲》《制方和剂治疗大旨》《药论》《赵氏颠倒五行论》《张仲景制八味丸》《八味说》《八味功能》《八味加减》《八味所禁》《送八味丸》《补火更重熟地辨》《六味丸》《六味说》《六味变法》《先天虚证治疗大旨》《先天真水真火无形虚实证辨》《水衰火虚治法》《滋阴降火论》《扪热法并察外而知其内辨》《固本十补丸说》《增补先天合后天论河图合洛书图》[2]。

从全书观之,该书基于"太极图"模式,运用"先天学"思维来分析人体生命现象,理法方药俱全。在医理上,着重论述"命门"的重要性,认为命门为一身之主,为一身生化之源,着力强调先天无形之水火的重要性。这明显受到了明代赵献可的命门先天无形水火动力理论和张景岳的强调元阴、元阳阴阳一体观的影响[10]。在治法上,通过《尊生救本论》《百病损伤皆由肾论》《诸病求源论》《治法提纲》等,以反复论述滋补先天水火之重要性,尤其认为"虚为百病之由,治虚为去病之要",同时认为"肾"为脏腑之根、百病之源,明显具有明代"肾命"思想的烙印。然他在治疗当中,又不偏执于一家学说,始终具有整体辨证意识,在《治法提纲》提出"治病者,当知标本寒热虚实"

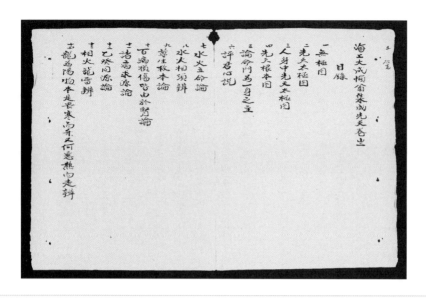

图 1-2 《海上大成懒翁集成先天》部分目录

"元气不足者,当用甘温之剂补之;热气有余者,当用甘凉之剂清之"。在遣方用药上,强调"凭脉论药不可问病执方",以六味丸、八味丸为基础加减。总体来说,该书体现了黎有卓以明代医易思想为基础,综合各家之所长,构建了一套相对完整的、别具一格的"先天肾命"理论。

三、《评君心说》中对赵献可"真主真君"理论的完善

《评君心说》为该书的第六篇医论(图 1-3),主要针对赵献可《医贯》中的"身中别有一主曰心也"进行评论和补充,从另一个角度论证了"命门"的重要性。

赵献可在《医贯》中,从先天无形太极出发,提出命门无形有功说,继而在《医贯·内经十二官论》中对《内经》"心为君主之官"进行了反驳,认为"官"和"君主"不能两同,命门当在心君之上,谓命门为真君真主,此"别有一主"[10]。而冯兆张却反对该说,认为应当遵循《内经》之理,心依旧为君主之官,但是"心君"不能离开肾之"根",从"心肾相交""心思肾智"来佐证二者的密切关系[11]。

黎有卓对这两种观点一一进行了批评。他认为冯兆张代表了传统儒生一脉,论曰"先儒此说乃过于执中之见"。这是传统"先儒"在明清"肾命"思潮和以《内经》为代表的经典思想中的折中见解,并不敢断然反驳经典。而赵献可又过于纠结"名实"问题,贸然质疑经典,另立"君主"来证明命门的重要性,会引起不必要的争端。因此,黎

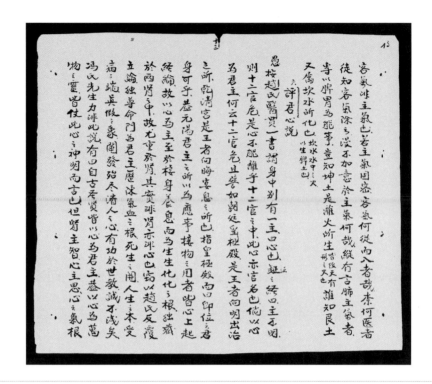

图 1-3 《评君心说》

有卓针对赵献可另立"君主"的证明方法提出了质疑，认为"君""官"如何命名并不重要，这只是先哲为了后学能理解而类比的概念，即便把它称为"荡荡混然一块肉"，亦不会改变它的实质。黎有卓重新提出了自己的证明方法："观身中脏腑表里配合则肺与大肠，心与小肠，心包络与三焦，肝与胆，脾与胃，肾与膀胱之配合，唯独命门无配者，诚理对之见难穷，岂不别有一点明而为有生之祖耶？"五脏六腑皆有内外配合，唯独命门没有。中国传统哲学历来推崇"无"。《易经》所言"形而上者谓之道，形而下者谓之器"，即言有形之器生于无形之道。《道德经》："天下万物生于有，有生于无。""无"是产生万事万物的根本。因此利用"无"与"有"的关系，证明了命门为"有生之祖"。与开篇《无极图》"无极"生"太极"相呼应。同时，蕴含了"道无形而化生万物"的哲理思维。把命门无形隐喻为道之无形。无形命门可以如同"道生一，一生二，二生三，三生万物"那样具有道之无实体而有功用的同等属性。把命门无形类比为无形之道，无形命门生有形之体，并且为维持生命运作的规则，呼应了赵献可的"命门无形动力说"。该认识从《内经》脏腑表里配合理论出发，又切合主流的肾命学说，并升华了"命门"无形说。因此给赵献可基于易学思维所构建的肾命理论带来了一次质的飞跃，同时也是对明代肾命学说的大补充。

四、《龙为阳物本是畏寒而升又何恶热而走辨》对赵献可"相火"理论的完善

"龙雷之火"和"相火"的关系历来是肾命学说讨论的重点,分歧颇多。"火"在易学中对应的是乾卦,其意象为太阳、国君、男性等具有力量性、主导性之物,然而肾命学说中的火却具有两种不同的属性,其功能和地位甚至是相互对立和排斥的,如此在医学治法中难免产生冲突,造成众说纷纭的局面。对"龙雷之火"论述较为完备的是王冰在《内经》中的解释:"病之大甚者,犹龙火也,得湿而焰,遇水而燔,不知其性,以水湿折之,适足以光焰诣天,物穷方止矣;识其性者,反常之理,以火遂之,则燔灼自消,焰光扑灭。"[12]引出其"反治"法,即以"火"治"火"思想,实为中医"龙火"之滥觞。随后朱丹溪《格致余论》掺入"雷火"一说:"见于天者,出于龙雷,则木之气;出于海,则水之气也。具于人者,寄于肝肾二部,肝属木而肾属水也。"[13]"龙雷火"的概念基本形成。而"相火"的内涵,归属论述更为繁杂。刘完素《素问玄机原病式》认为相火为命门所属[14]。李东垣《脾胃论》把相火视为"邪火"[15],朱丹溪《格致余论》把相火分为"常"与"变",而后有赵献可、张景岳、孙一奎等则把相火理论跟命门学说更加紧密地联系在一起,将"龙雷之火"和"相火"基本等同。

黎有卓的《龙为阳物本是畏寒而升又何恶热而走辨》在第十四篇(图1-4),紧接着十三篇《相火龙雷辨》。《相火龙雷辨》是化裁赵献可的《医贯·相火龙雷论》而来。赵献可的"相火"思想是对前人的继承和发挥。《医贯》"相火者,龙火也,雷火也。得湿则炳,遇水则燔",是对王冰的继承;"殊不知此相火者,寄于肝肾之间,此乃水中之火,龙雷之火也",是对朱丹溪的发挥;"故惟八味丸桂附与相火同气"是基于薛己方药和相火结合。由此可知,赵献可把"相火"和"龙雷之火"混为一谈,认为皆为"水中之火",灭此火非阳光一照不可,该论断服务于其"桂附温补天真之火"的"肾命"学说。然倘若按照赵氏不别"相火""龙雷",则会产生矛盾悖论,即阴虚相火妄动和命门火衰龙雷飞跃。黎有卓的《龙为阳物本是畏寒而升又何恶热而走辨》就针对此矛盾而立。

该文开篇直接引用赵献可《水火论》,指出其矛盾。一者:"人平日不能节欲……命门火衰,肾中阴盛,龙无藏身之地,游于上而不归……以八味丸温其穴。"一者:"阴虚火旺,乃肾中真阴亏损,真水枯干,故相火上炎……用六味丸,壮水以镇阳光"。倘若"龙雷""相火"不辨,则"火衰""水枯"皆上炎,又该如何区别?黎有卓在冯兆张《内景图说》找到了解决问题的答案:本书第二章就直接绘出了冯兆张的《人身中先天太极图》,即命门居中,左为真水,右为相火,二者互根互用。以太极八卦之理,命门为

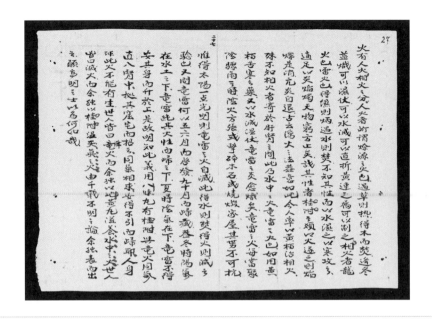

图 1-4 《相火龙雷辨》

"天君",无为而治,相火真水代君行事。从而把"相火"和"命门"分离了出来,二者并行不悖。而阴虚火旺引起的相火妄动,实则为左右相水真火失衡,无关命门。而所谓的"肾中阴盛,而龙畏寒而上"实则为"命门"。医家用温命门之桂附来治疗"龙雷"即为佐证。综上,即"龙雷之火"藏于命门,"相火"藏于右窍,二者各行其道。命门火衰,龙雷之火上炎,阳光制之;水火失衡,相火上炎,壮水消之。黎有卓通过结合易学九宫八卦的象数理,以人体各器官的方位、角色和功能为线索,梳理了人体运行的太极八卦秩序,既解决了赵献可《水火论》的矛盾,又改变了其重视命门的实质。

五、总结

陈寅恪曾提出三重证据法:"一曰取地下之实物与纸上之遗文互相释证;二曰取异族之故书与吾国之旧籍互相补正;三曰取外来之观念,以固有之材料互相参证。"这肯定了"域外汉籍"和"域外思想"对国内文史研究的重要补充意义。

越南医学深受中国明代医易思想的影响,二者相辅成成。在研究越南医学思想的同时,必须抽丝剥茧,挖掘其特点,尤其重视其对明代医易理论的补充。本文从黎有卓两篇早期医论入手,分析其对赵献可医易思想的完善和诠释。即从《内经》表里配深化命门无形的特殊性和相火龙雷当区别对待,对研究明代医易思想、"肾命"学说提供了新观点和新视角。

在研究域外医学的时候,不能简单地将其视为中医的域外辐射,而是要考虑到中医理论传播到域外的深层次背景。正如萨义德而言:各种观念和理论也在人与人、境遇与境遇,以及时代与时代之间旅行,某一观念或者理论,由从此时此地向彼时彼地运动,它的说服力是有所增加还是有所变弱,以及某一历史时期和民族文化中的一种理论,在另一个历史时期或者境遇中是否会截然不同。在探讨中医对域外医学的渗透及影响的时候,必须建立起理论传播的时空观。中医理论传入异域,在其义化和医疗实践中不断变化,在影响域外医学的同时,亦受到了域外医学实践及文化的影响。应当认识到他国在接受中医文化的同时也在不断地改造和发展其内涵,进而以之指导所在地医学的实践活动,因此,研究域外医学的理论渊源,对我们更好地认识和发展中医具有重要意义。

［1］ 刘春银,王小盾,陈义.越南汉喃文献目录提要[M].台北:"中央研究院"中国文哲研究所,2002:399.

［2］ 肖永芝.海外汉文古医籍精选丛书[M].北京:北京科学技术出版社,2018:4.

［3］ 鲁兆麟,陈大舜.中医各家学说[M].北京:中国协和医科大学出版社,2000:72.

［4］ 姚春鹏.理学太极论与后期中医学基本理论的嬗变[J].周易研究,2009(2):86-96.

［5］ 杨东方.吕留良评注医贯学术价值刍议[J].南京中医药大学学报(社会科学版),2013,14(1):19-23.

［6］ 丹波元胤.医籍考[M].北京:学苑出版社,2007:46.

［7］ 王育林.四库全书总目子部医家类汇考[M].北京:学苑出版社,2013:241.

［8］ 罗浩.罗浩医书二种[M].北京:中国中医药出版社,2015:49.

［9］ 阮明玉,李其忠.越南古医籍医宗心领的相关研究[J].中医文献杂志,2018,36(6):17-22.

［10］ 安艳秋.赵献可命门学说探讨[J].四川中医,2009,27(1):39-40.

［11］ 袁久林,邸若虹,鲍健欣.冯兆张治学思想探析[J].江苏中医药,2008(11):32-34.

［12］ 王冰注.重广补注黄帝内经素问[M].北京:中医古籍出版社,2015:464.

［13］ 朱震亨.格致余论[M].北京:中国医药科技出版社,2018:44.

［14］ 刘完素.素问玄机原病式[M].北京:人民卫生出版社,1983.

［15］ 李东垣.脾胃论[M].北京:中国中医药出版社,2007.

中医药文化在海外发展的现状
——以澳大利亚为例

刘仕琦

从神农尝百草到如今,中医药的历史已有数千年。历史已经证明,中医药对疾病的预防和治疗有着重要意义和作用。近年来,先有屠呦呦团队研发青蒿素为抗击疟疾作出巨大贡献,将我们的"中国小草"献给世界,后有在新型冠状病毒肺炎(以下简称"新冠肺炎")疫情形势下,中医药成为全球卫生治理过程中不可或缺的一部分。通过"一带一路"倡议,我们国家着力于与沿线国家全方位开展中医药相关合作,加强中医药科研交流,促进科研成果的应用转化,开展中医药文化海外传播。建立海外校友会,大力发展中医药相关医疗保健、教育培训、科研、产业和文化等领域服务国际交流合作。

澳大利亚是首个立法承认中医合法的西方国家,也是发达国家中中医药高等教育发展最成功的国家之一。本文以澳大利亚为例,分析中医门诊、国际化校企联合、中医教育、中医团体立法等在澳大利亚的发展历程,从而对中医药在澳大利亚的发展现状进行综合分析,推动中医药国际化。

中医药在澳大利亚的历史可以追溯到20世纪。20世纪40年代末,一个名叫"林记宝康堂草药店"在澳大利亚班迪谷悄然成立,该药店经营中草药约200味,主要采用中医治疗的方式为在澳大利亚务工华人诊断治病[1],中医药开始进入澳大利亚。20世纪60年代末,在澳大利亚新南威尔士州悉尼的土地上,成立了第一所针灸学院[2]。1972年中澳建交,告别了"白澳政策"[3]时期的中医药全面复苏,以针灸、中药、方剂为主要应用领域的中医药诊所如雨后春笋般涌现。1989年经过澳联邦政府的审查,《药物管理法》通过了,于是辅助药类管理出现了中草药的身影,2000年5月,《中医药管理法》首次通过维多利亚州议院的评定,成为西方国家第一部中医法。中医大夫从此和西医大夫同样被称作医生,中医和西医行医享受同样的法律保障,澳大利亚医疗保险体系同时含有西医和中医。

中医药文化不仅具有哲学智慧,而且具有中华民族数千年的健康保护理念和实践经验。中医行业在我国国际服务贸易领域中有着特殊的地位,同时在对外交流中扮演着重要的角色。目前,有 190 个国家和地区有中医药的存在[4]。据澳大利亚移民统计局(ABS)公布的数据,2019 年来自中国大陆的移民人口已经高达 651 000 人,移民数量仅次于英国[5]。随着华人移民的剧增,中医药在澳大利亚的发展与传播也更为迅速。澳大利亚被誉为中药走向世界的桥头堡,这与中药最早被立法保护、相关教育的早期发展以及实践体系的逐步实施密切相关。

一、中医门诊在澳大利亚

截至 2020 年底,澳大利亚卫生局公布最新注册中医师、针灸师人数共计 4 882 人。笔者在澳大利亚的南澳大利亚州首府阿德莱德市拜访了一家中医诊所,该诊所的中医师白先生为笔者简单介绍了个体中医师在澳大利亚的发展情况。从 20 世纪 60 年代末开始,针灸在澳大利亚发展了很长一段时间,拥有数百家诊所和全国性专业协会,这表明针灸在当地居民中很受欢迎。而近 10 年来,经典方剂应用的培训尤为热门。白医师所在门诊开具的处方主要以经方为主进行加减,剂型为配方颗粒形式,每次会给患者开具 2 周的药量。他表示,相较于国内同行,在澳大利亚执业的个体中医更类似于传统意义上的坐堂医生,需要熟练掌握内、外、针灸各科,治疗上通常为针灸、汤药、按摩等并用,若想在当地立足,就要掌握常见病、多发病的处理方法。但由于个体诊所医疗检验设备的缺乏,对于专科疾病无法深入研究,如若处理一些疑难杂症则较为棘手。谈到在澳大利亚成为注册中医师的条件,目前澳大利亚政府需要申请人提供医保注册、英语水平、无犯罪记录证明、继续教育学分证明等,审批过程冗长复杂。根据相关注册标准规定,针灸师和中医师的雅思成绩已从开始要求每科达到 6 分提升至 7 分。白医师表示自己来澳大利亚较早,当年注册时,雅思成绩只需要 6 分,他十分庆幸。不然以他当时的情况,即便有着丰富的临床经验,但年纪偏大、英语水平一般,恐怕难以注册。

针对上述情况,澳大利亚中医药协会相关人士认为,立法管理本身是一把双刃剑,既是对中医药在澳大利亚地位的确认,同时也可能会限制中医药的发展。澳大利亚政府如何管理,才是未来中医药在澳大利亚发展的决定性因素。

二、国际化校企联合在澳大利亚

近些年,国内中医药院校和药企就中医药国际化合作研究模式做了新的探索。2012年,笔者曾就读的山西中医药大学与山西振东药业有限公司和澳大利亚阿德莱德大学(the University of Adelaide)共同建立了"分子中药研究中心",它们创造性地提出了一个新的建议:开启国际合作与中药研究的"国际校企合作"模式。山西中医药大学成为中国第一所在澳大利亚"八校"中建立中药研究机构的大学。2016年12月,黑龙江中医药大学、山西中医药大学和江西中医药大学三所高校与阿德莱德大学成立了"全球传统医药研究院"。此外,澳大利亚弗林德斯大学(Flinders University)在2017年与许多国内企业合作,在现代营养学和医学研究方法以及中医理论的指导下,进行了一系列功能性食品研究[6]。

三、中医教育在澳大利亚

1991年,皇家墨尔本理工大学(Royal Melbourne Institute of Technology, RMIT)成立中医系,经过20多年的发展,中医高等教育已获得澳大利亚政府的认可,并由澳大利亚卫生执业者管理局负责统一监管[7]。根据澳大利亚中医药委员会发布的数据报告,截至2015年6月,澳大利亚有4 494名注册中医师,其中60%以上位于新南威尔士州和维多利亚州。维多利亚州早在2000年5月便颁布中医注册法[8],是澳大利亚首个对中医行业立法并对其医疗行为进行规范的州[9]。随后,新南威尔士州卫生部(Ministry of Health, NSW Government)和西澳大利亚卫生部(Department of Health Government of Western Australia)参照维多利亚州,分别制定了《补充医学执业人员规范(讨论稿)》(Regulation of Complementary Health Practitioners: Discussion paper)与《西澳中医执业人员规范(讨论稿)》(Regulation of Practitioners of Chinese Medicine in Western Australia: Discussion paper),标志着中医药在澳大利亚已经全面进入了立法期。中医早期立法,大量中医注册医生和亚洲人口聚集等因素为澳大利亚逐步开展中医教育奠定了坚实的基础。

以世界一流综合性大学之一的皇家墨尔本理工大学(RMIT)为例,该高校建于1887年,它培养的医学博士在澳大利亚有很高的声誉。南京中医药大学为其中医硕士学位课程提供提纲及相关教材,南京中医药大学为主要指导方。RMIT的中医系是非常有代表性的中澳合作办学模式,该学位申请人须持有澳大利亚的健康科学学士学位。同时,RMIT 是澳大利亚针灸专业办学历史最久,且是唯一一所提供针灸应用科学硕士学位的综合大学。而针灸应用科学硕士学位课程将西医诊断学与中医理论相结合,将中医针灸与现代神经医学、中医、循证医学相结合,以满足公众对优秀的针灸师的需求。

悉尼中医学院(Sydney Institute of Traditional Chinese Medicine,SITCM)经澳大利亚教育部批准,颁发中医教育文凭,是全澳唯一提供中英双语授课的高等中医教育机构,毕业文凭受国际认可。该学院中医课程包括中医基础理论、中医诊断学、《黄帝内经》、中医及处方等,总学时为 4 年,学习时间长达 2 700 小时,其中 900 小时为实践课。

目前,澳大利亚对中医药教育进行了标准化规范,并有很好的学生来源。它的课程涵盖中西医学领域。它在重视专业课程学习的同时,重视中医学生职业道德和中国传统文化素养的培养。除课堂教学外,学校还向学生推荐专业书目,以鼓励学生独立地扩展知识。在临床实践方面,校园诊所为学生提供了初步的实践场所,而且在中国和其他国家也有中医临床实践的机会。

四、中医团体、立法在澳大利亚

澳大利亚有许多医学团体,如澳大利亚传统医学学会(ATMS)和澳大利亚针灸学会(AACA)。前文中提到过的中医师白先生就是这些团体成员之一。随着从事中医药行业的专业技术人员的增多,全澳专业学术组织应运而生,如澳大利亚中医针灸学会(Australian Acupuncture and Chinese Medicine Association,AACMA)、澳大利亚全国中医药针灸学会联合会(Federation of Chinese Medicine and Acupuncture Societies of Australia Ltd,FCMA)等。

维多利亚州最先开始为中医立法。1997 年初,维多利亚州政府为澳大利亚中医药调查报告举行了新闻发布会和发布仪式。1998 年 8 月维多利亚州议会正式宣布中医立法程序开始。2000 年 5 月 3 日至 9 日中医立法程序经上议院及下议院的辩论通过。2000 年 5 月 16 日维多利亚州总督签署最终文件,中医注册法正式生效。2000 年 12 月维多利亚州政府拨款成立中医管理(注册)局。

自 2000 年中医在维多利亚州立法后,中医药工作者为了使中药成为澳大利亚政府认可的医疗方法,努力在各州推进中医立法工作。经过近十年的努力,自 2012 年

7月1日起,中药被纳入澳大利亚国家医疗行业注册和审核计划管理。

五、中医执业注册制度在澳大利亚

在澳大利亚,中医药从业者由各个学术组织管理。人们在申请中医执业注册时,有三个职业可以选择:中医师、针灸师和中药配剂师。2012年7月1日起,澳大利亚的执业中医师接受澳大利亚卫生执业者监管局(AHPRA)的注册管理,由澳大利亚中医管理局(Chinese Medicine Board of Australia,CMBA)主要负责制定注册标准和审理申请人注册申请,中医在澳大利亚的发展进入了一个全新的时代。

职业中医师每年都要经过至少20小时的培训来保持其专业性,同时还要有较高的语言素养,方便与患者进行交流。目前,澳大利亚很多保险公司已经将中医的治疗纳入保险范畴,这有利于患者选择中医就医,同时促进了中医的传播和发展。

六、澳大利亚媒体眼中的中医

媒体是社会的一扇窗户。作为一个移民国家,多元文化主义是澳大利亚文化的突出特征,而电视媒体是展示澳大利亚文化多样性的重要平台。自2017年以来,澳大利亚罗伊·摩根学院(Roy Morgan Institute)的研究数据表明,社交媒体虽然是澳大利亚人获取新闻和信息的主要渠道,但他们对社交媒体传播的内容的信任度较低。相比而言,电视新闻仍是新闻获取的主要渠道,且最值得信赖。通过分析澳大利亚主流电视媒体对中医药报道的现状,有利于阐明现阶段澳大利亚中医药发展的得失,使得中医药和中医药文化具有更多的策略和针对性,从而促进中医药的国际传播和发展。

那么澳大利亚主流电视媒体对传统中药给予怎样的关注?从总体趋势来看,澳大利亚媒体对中医药的报道数量稳步增长,同时政府高层互访也促进了媒体对中医药的关注。2014年,习近平主席和时任澳大利亚总理雅培共同出席见证了北京中医药大学与西悉尼大学签署合作协议,推动澳大利亚建立中医药中心。2015年,中国和澳大利亚签署了《中澳自由贸易协定》,意味着两国经贸合作将更加紧密。

此外,澳大利亚报纸媒体对中医、中药、针刺等内容的报道话语总体比较积极。通过对主流媒体的统计分析,笔者认为电视媒体对中医药的报道大多是积极的,这表明媒体和澳大利亚普通民众对中医药抱有期望。但也常出现持反对态度的声音,如对"中药致癌"这一片面、狭隘、不客观的研究结论以及对中药副作用的过度宣传。笔者认为,相关协会或组织要引领民众了解中药也是药物,需要在专业人员的指导下使用,以免发生滥用现象。

七、中医药在澳大利亚的"本土化"发展之路

有学者认为,对于传统中医药事业海外发展的理解不能仅仅局限于中医在海外拥有独立的诊疗机构以及扩大中医药产品海外市场占有率这样的传统维度,而应逐步实现海外中医药人才的海外本土化培养。有关资料表明,传统中医药事业的海外发展已经奠定了扎实的社会基础。海外中医事业扎根当地的一个重要表现即"现在执业的中医70%是洋中医,中医服务的患者70%是外国人"。

传统中医药事业在澳大利亚通过制度化的高等教育渠道和基于立法的执业保障渠道,已经在一定程度上实现了与澳大利亚医疗体系的融合,进而形成了特色鲜明的澳大利亚中医药事业发展模式。要将中医药海外发展的澳大利亚模式予以高度重视,并在有效提炼和总结的基础上将其推广到"一带一路"沿线更多的国家和地区。这既是国家文化软实力的重要体现,又可以发挥中医智慧,造福更多的海外民众。

参考文献

[1] 徐永昌.中医在澳大利亚的传播和发展[J].中华医史杂志,1998(1):46-48.

[2] 本刊.澳大利亚针灸医学发展概况[J].亚太传统医药,2016,12(6):5-6.

[3] 张天,叶洵钊."白澳政策"述评[J].福建师范大学学报(哲学社会科学版),1994(2):105-112.

[4] 李刃,李浩崴,朱华旭,等.中医药海外中心助推中医药海外教育推广的发展现状及对策研究[J].世界中医药,2022(10):1-6.

[5] 方磊,Boya Wang.澳大利亚中医药发展现状调查及对中医药国际化教育与传播的思考[J].中医药文化,2016,11(3):24-28.

[6] 梁瑜,张卫,李艳彦,等.中医药在澳大利亚的历史、现状分析及展望[J].世界中西医结合杂志,2019,14(5):728-731.

[7] 陈旖旎,赵英凯.中医教育在澳大利亚综合大学的发展现状[J].世界科学技术-中医药现代化,2017,19(1):171-177.

[8] 徐永昌.中医在澳大利亚的传播和发展[J].中国中医药信息杂志,1997(11):41-42.

[9] 林子强.中医在澳大利亚维多利亚州的立法与发展[J].中国针灸,2006(7):519-521.

浅析中医药在中国与新加坡文化
交流中的桥梁作用

李　舟

中医药始终守护着中国人民健康,中医药也正在走向世界,逐渐成为世界人民健康的守护者之一。在此过程中,中医药还促进了中国与世界各国的文化交流。本文将以中医药在新加坡的发展为脉络,探讨中医药在中国与新加坡文化交流中起到的重要作用。

一、中医药在新加坡传播情况概述

早在 14 世纪,中医药便随着到新加坡谋生的华人进入了新加坡。19 世纪以来,随着英国对新加坡的殖民开发,广东、福建等东南沿海地区的民众开始大批前往当地谋生,并逐渐定居,形成了为数众多的华人居住社区。据史料记载,自 1819 年新加坡开埠以来,华人数量逐年递增,华人移民已从开埠之初的 30 人增加到 1867 年的 6 万人[1]。多数华人在当地从事的是比较艰苦的工作,薪资低廉,生活窘迫,遇到病痛时,更是面临无医可治、无药可医的情况。在这种境况下,华人在国内时医病除疾主要依靠的力量——中医药便自然很快在新加坡发展了起来,并变成新加坡华人日常社会生活中必不可少的一部分。

对中医药在新加坡的发展与传播进行纵向研究后,笔者认为这个过程可分为四个阶段。

1819—1942 年,即新加坡开埠到被日本侵占之前。这一时期,中医药的存在形式主要是中医慈善医疗。何道生、梁炯堂两位侨商于 1867 年在新加坡创办了"同济医社",新加坡的第一家慈善医疗机构诞生了。1901 年仁人善士成立了善济医社,1910 年新加坡首所中医药留医院——广惠肇留医院成立,而 1929 年成立的中医中药联合会则是新加坡首个中医药组织。次年,普救善堂成立,并开始开展中医慈善医疗工作。1940年,世界红十字会也开始推进中医慈善服务。

1942—1945年,新加坡被日本强占,中医药发展的步伐也有所变缓。所幸在同济医院和红十字会的努力下,医院活动得以正常进行。同时,为了救济苦难的同胞,中华善堂救济总会和善济医社也陆续开展活动。

1945年以后,即战后时期,新加坡中医药的发展再次活跃起来,并于1946年成立了纯中医组织中国医学会(1947年更名为中医师公会)。1946—1956年,中医学术的发展得到重视,相关机构如中华医院、新加坡中医学院也逐步建立。20世纪60年代至20世纪70年代,中医中药团体和中医慈善机构日益增多,遍布全岛。1980年后,新加坡与中国中医药界携起手来大力培养中医人才[2]。

21世纪以来,《中医师法案》得到批准通过,中医管理委员会的成立使得中医药在新加坡逐步确立了合法地位,中医药在新加坡的发展传播也有了崭新的起点。

总之,中医药传播到新加坡已有非常悠久的历史,其发展经历了十分曲折和艰辛的过程。但是在众多华人同胞的努力下,中医药对新加坡民众的医疗保障事业作出了巨大贡献,其发展日益受到新加坡政府的重视。与此同时,中医药在中新两国间的交流传播也对中新两国文化交流产生重要的促进作用。

二、中医药蕴含的中国文化对其在新加坡传播的影响

中医药孕育于中国丰厚的传统文化土壤中,是华夏优秀文化的重要载体,是打开中华文明宝库的"金钥匙"。中医药的发展深受中华文化的影响,同时中医药在海外的发展传播也对中华文化在海外的传播起到重要的促进作用,是中华文化在海外传播的重要桥梁。

(一)中医药对儒释道文化在新加坡传播的影响

中医药在其发展的过程中深受儒释道精神的影响,将治病救人作为自己发展的使命,常与慈善事业一并出现,也因此在某种程度上为新加坡慈善文化的形成打下了基础。

"儒"即儒家文化。中医药发展与儒家文化始终息息相关,不能割裂。追根溯源,医道与儒道,医家与儒家是相通的,也就是"儒医同源"。儒家文化的核心"仁"也深深植根于中医药中,成为医家医德的核心,在儒家文化中,医学是"仁术"的代名词,例如医家孙思邈就率先提出了"仁爱救人"的理念,并将其视为医德基本原则[3]。"释"即佛教文化。佛教从印度来到中国,与中国传统文化彼此交融、相互促进。佛学中的

经、律、论三藏对中医的病因、病理等方面的研究产生了深远影响。与此同时,佛教中的业报轮回说及慈悲观被许多中医医家接受,慈悲普度、积善修德的思想深深地刻入其心中。而历代僧侣也会在救死扶伤时讲授佛法,在寺院施医施药。例如唐代的"悲田养病坊"便设在寺院,还有现代的泉州承天寺佛教义诊所等[4]。"道"即道家道教文化。在中国古代,中医和道家道教的关系十分密切,"医道同源"是人们对中医药和道家道教关系的基本认知。道教除了在丰富中医学术理论、提高中医治病防病功能方面起到了至关重要的作用外,道教中的"善""恶""承负说"等思想对医家的思想、中医医德的影响也十分深远。道教认为得道之法就是要做善事,人人向善,善待众生,主张在帮助他人、施爱他人中获得自我幸福,并且行善积德还能给子孙积福[5]。总之,中医与儒释道文化紧密相连,中医药在传向新加坡的过程中,以善济医社、佛教施诊所、同乡会馆等为载体促进了儒释道文化在当地的传播。

中医药最初作为慈善医疗正式出现在新加坡大众视野,是以同乡会馆中医社的形式出现的。随着越来越多的华人到新加坡谋生,他们逐渐以居住区域、血脉关系、所从事行业等为基础建立起了自己的社团组织,联络情谊、互相救助,并在这些社团组织中筹办医社,如茶阳会馆筹办茶阳回春医社,为贫病同乡赠医施药[6]。新加坡人口数量在1867年时已超过10万,其中华人大约有6万,原有的医社等远不能满足民众的医疗需求。于是侨商何道生、梁炯堂取"同善同济"之意,协商在新加坡创办了第一间慈善医疗机构——"同济医社",贫病者诊病拿到药方后可向指定中药店免费领药,中药店按期向医社结算。后在华人善士们的捐助下又兴建新院。自1892年起,"同济医社"有了新名字——"同济医院"。除了通过中医向民众做慈善的同济医院外,还有1881年创办的同善医院,1884年建成的槟榔屿南华医院、20世纪初创办的广惠肇留医院、20世纪中叶创办的中华医院(初名为中华施诊所)、20世纪70年代建成的大巴窑中华医院等医疗机构,都开展医疗慈善活动[7],在为中医药赢得民众信任、建立威望的同时,也推动慈善文化在新加坡的不断发展。

与此同时,1969年,在常凯法师的发起下,新加坡佛教总会开办了施诊所,并不断扩大规模,众多中医师在此实践慈悲拔苦的教义,为贫病患者实施中医药治疗,为他们解除病痛,使得慈善文化深入人心。

(二)中医药的养生观在新加坡传播的影响

2005年后,世界卫生组织(WHO)每一年都会发布《世界卫生统计报告》,其中包含各国的国民预期寿命,新加坡人民的这一项数据始终排在前列,如2018年新加坡人预期寿命为82.9岁,2019年为83.1岁,2020年为83.39岁。此外,新加坡还被人们称为最健康的国家,这得益于新加坡先进的医疗体系和新加坡民众的养生观。据资料报道,新加坡人民十分注重养生,这与中医的养生观也有密不可分的联系,中国古代著名医家孙思邈的养生观在新加坡也很受欢迎。

中医十分重视生命与自然之间的联系,追求人与自然的和谐统一,即"天人合一"。新加坡人非常注重居住环境,很重视绿化,凡是街头巷尾、马路两侧,他们都会栽种树木花草,素有"花园城市"的美称。同时,新加坡人还很重视食疗食补,许多粮店、食品店都会售卖补养中药,还开设有许多药膳餐厅,中药店的老板也大多懂得中医、精通中药,常常能够为顾客选购参、芪、冬虫夏草等补药,以便顾客加入汤中健身强体[8]。以新加坡享誉海外、食客如云的"肉骨茶"为例,肉骨茶是用肋排和十几种滋补中药材——党参、枸杞子、当归、人参等熬制而成,具有补气生血的功效[9]。

总之,对新加坡人的日常生活进行探究,中医养生观无处不在。

三、总结

中医药作为中华民族的瑰宝,发展前景十分广阔。中医药正在不断走向各个国家,走向国际化。中医药在自身传播的过程中,也促进了中国传统文化与世界上其他国家文化的交流与合作。中国与新加坡在中医药发展领域有着长久的联系,中医药将不断发挥其在中新两国交流中的桥梁作用,将两国交流推向新的进程。

［1］陈锦文.中医学在新加坡的历史现状研究及其
前景展望［D］.南京：南京中医药大学,2011.

［2］叶挺兴,蔡捷恩.新加坡中医药概述［J］.中医
杂志,1994(6)：370－372.

［3］王安吉,宁水龙.术以医名行以儒——《二妙
集》中儒学与医道关系初探［J］.运城学院学
报,2020,38(1)：8－12.

［4］苏换着.佛教对中医药的影响［J］.中国佛学,
2020(1)：57－71.

［5］卢祥之.从儒释道谈中医药文化［N］.中国中
医药报,2018－07－26(003).

［6］徐慕君,吴巍巍.近代新加坡华人社团探略
［J］.广西民族师范学院学报,2014,31(6)：
46－50.

［7］王日根,任国英.近代以来东南亚中医药业与
慈善业的结合及其意义——立足于新加坡、
马来西亚的分析［J］.历史教学(下半月刊),
2016(4)：22－27.

［8］周一谋.孙思邈养生术在新加坡［J］.家庭医
学,1998(3)：48－49.

［9］谭智勇.“老地方”与肉骨茶［J］.海内与海外,
1999(4)：39.

浅析"一带一路"视角下沿线国家中医药传播现状

——基于对四所大学留学生的访谈

孙一诺　严雪儿　潘映辛　郭妍顼　陈铸芬

"一带一路"倡议的部署和实施为我国中医药走出国门带来契机,中医药作为我国靓丽的名片,不仅可为沿线国家提供优质医疗资源,提高当地人民生活质量,还可以更广泛地传播其蕴藏的中医智慧,提高我国国际认可度。同时,"一带一路"倡议的提出还助推了沿线国家留学生来华留学的热潮,现中国已成为亚洲最大留学国。据2018年统计,"一带一路"沿线60多个国家来华留学生占总留学生人数的52.95%,共计26.06万人[1]。来华留学生作为"文化他者"[2],是具有"内外双视角"的特殊群体,可为我们提供一扇窗口,更好地了解我国中医药文化传播的优点和不足。故本调查研究将通过对来华的大学留学生进行问卷调查和访谈,探究基于"一带一路"视角下中医药文化传播现状。

一、研究方法

笔者通过文献法、问卷调查法与访谈法结合的方式,从传播背景、传播内容、传播媒介、传播现状、传播影响五个角度出发,围绕"一带一路"倡议了解度、中医药传播媒介、中医药传播现状、传播影响等多个方面对就读于北京中医药大学、天津中医药大学、对外经济贸易大学、北京语言大学的"一带一路"沿线国家留学生进行调查。

本课题共计发放问卷240份,收回有效问卷206份。被调查留学生来自"一带一路"沿线不同区域,问卷具体信息为:中亚地区50份,东盟地区60份,独联体国家20份,西亚地区24份,南亚地区24份,中东欧地区24份,同时还收回了非洲国家南非、刚果、摩洛哥来华留学生的4份问卷。其中北京中医药大学136份,对外经贸大学32份,北京语言大学40份。来自土库曼斯坦来华留学生的问卷数量最多,共计36份。

同时基于问卷调查结果,笔者从北京中医药大学、天津中医药大学挑选了对中医药了解程度较高的9名学生进行访谈,这些学生分别来自土库曼斯坦、哈萨克斯坦、伊朗、俄罗斯、菲律宾、泰国、马来西亚、罗马尼亚及新加坡(表1-6)。

表 1-6 访谈学生信息

序 号	姓 名	学 校	国 家	来华年份
1	娜姿	北京中医药大学	土库曼斯坦	2017
2	Inkar	北京中医药大学	哈萨克斯坦	2017
3	Mahzad	北京中医药大学	伊朗	2017
4	巴永丽	北京中医药大学	俄罗斯	2016
5	黄灵慧	北京中医药大学	菲律宾	2019
6	杨心如	北京中医药大学	泰国	2019
7	绮暄	北京中医药大学	马来西亚	2017
8	朱辛迪	北京中医药大学	罗马尼亚	2019
9	蔡慧姿	天津中医药大学	新加坡	2016

问卷调查以及访谈问题覆盖传播背景、传播内容、传播媒介、传播现状、传播影响5个方面。

二、研究内容

"一带一路"倡议的提出,极大地推动了中医药事业在沿线国家的发展与传播,为中医药的对外交流提供了良好的契机。在此背景之下,中医药全方位的传播格局已见雏形,包括海外中医药中心的建立,中医药海外人才的培养教育,以及以中医药为依托的贸易合作等[3]。笔者基于"一带一路"倡议下中医药传播情况设计了问卷和访谈的问题,希望通过"他者"视角,探清真实现状,揭示中医药在跨文化传播中出现的问题。

(一) 传播背景

通过问卷调查,笔者了解到留学生对"一带一路"倡议了解情况并不乐观,其中约占一半(47.12%)的留学生表示基本不了解"一带一路"倡议,43.27%表示一般了解,

9.62%表示很了解。访谈结果显示,9名学生中,来自哈萨克斯坦的Inkar和来自伊朗的Mahzad就"一带一路"倡议能够说出简单概念和自己的理解。Inkar认为哈萨克斯坦的中医药发展受益于"一带一路"倡议。Mahzad表示,"一带一路"就像古时候的丝绸之路,连接起了许多国家和地区,有包括医疗团队在内的许多中国团队来到她的国家进行文化交流。

该调查结果提示,"一带一路"倡议的实际传播效果与我国实际投入较不平衡。原因可能有以下几点:① 被调查者年龄段集中在青年人群,他们对于国家层面的政策关注程度不高。② 我国"一带一路"跨文化交流过程中局限于对自身的重视,而忽视了"他者"的接受能力。③ "一带一路"倡议涉及沿线国家数量多,各国文化差异大,在传播过程中,是否缺乏个性化的跨文化传播?以及是否在各国之间出现传播力度不平衡的现象?④ 关于"一带一路"倡议的报道在中西方媒体中差异较大,尽管中国媒体的话语权已逐渐提高,且媒体硬实力逐渐增强,但世界范围内的知名媒体仍是国外民众获取信息的主要途径。在他们的报道中,"一带一路"倡议往往比较片面,这在一定程度上限制了海外民众对于"一带一路"倡议的正面认识与了解[1]。

(二) 传播内容

中医因其显著的疗效和疗法的多样性而闻名于世界各地,问卷调查结果显示,在针灸、推拿、拔罐,还有以药膳为代表食疗方法中,针灸疗法传播程度最高,87.5%的留学生表示其国家有针灸疗法,各种疗法中对药膳了解程度最低,仅有8.65%,同时还有1.92%的留学生表示对中医疗法没有了解。针灸的传播程度在几种疗法中位居第一位,这也与近年来出现的"针灸热"相印证。针灸在世界范围内的传播情况良好,有关学者[4]通过研究发现,目前全球已有183个国家和地区使用针灸,在美国、英国、澳大利亚等国中医已经正式立法,并且联合国教科文组织(UNESCO)、WHO等具有较高影响力的组织也已经赋予针灸较为全面的定义。针灸目前在世界范围内展现的实力促进了其在"一带一路"国家范围内的传播,为民众更好地接受针灸奠定了良好的基础[5]。

通过面对面访谈,笔者对于几种疗法在不同国家的具体应用情况有了更深入的了解。针灸在土库曼斯坦的推广程度较高,土库曼斯坦的中医医生每年有3个月的时间来中国学习针灸,受访学生表示其当地朋友的顽固神经性头痛经过中医治疗后得到了好转;在马来西亚,药膳深受当地居民喜爱,原因可能是马来西亚居民中有很多来自广东、福建等地的华人,因他们擅长烹饪,注重养生,将中国的药膳文化带到了马来西亚;来自泰国的学生表示刮痧和推拿在泰国发展很好,因其与泰国的泰式按摩有相似之处。

(三)传播媒介

中医药在世界范围的传播媒介多样,除传统纸媒外,新媒体的出现丰富了传播形式,多方面推动中医药传播。通过问卷调查,笔者发现81.73%的留学生表示中医药在其国家主要通过网络传播,网络媒介所占比例最高,电视媒介次之。

访谈可以更加深入具体了解中间细节,来自伊朗的Mahzad提到有一位在北京中医药大学博士毕业的伊朗医生在当地有专门讲解中医药的电视节目,且收视率很高。来自俄罗斯的巴永丽表示,中医药在俄罗斯的传播途径主要是有关针灸和推拿的电视广告,同时也有很多其他广告来宣传中医。除这些媒介外,受访者表示还有口耳相传的人际传播模式,如通过华人、华裔,或者接受过中医治疗的朋友了解中医药和中医疗法。

(四)传播现状

1. 中医药中心逐渐走向海外 为抓住"一带一路"机遇,推动中医药对外交流与传播,我国于2015年设立中医药国际合作专项,由国家中医药管理局申请。中医药海外中心是指国内外共同合作在海外建立的,具有中医药医疗、教育、科研、文化交流等功能,集服务、展示于一体的机构,是中医药国际化发展的重要载体和方式,同时也是国际合作专项中重要的项目之一[6]。据不完全统计,截至2019年,在"一带一路"相关国家和地区,已有24个中医药海外中心被国家中医药管理局确定立项。海外中医药中心的建立,推动中医药的理论、文化、服务和产品整体走向世界,对中医药的传播具有非凡意义。部分"一带一路"沿线国家中医药中心概况见表1-7。

表1-7 部分"一带一路"沿线国家中医药中心概况一览

序号	中心名称	设立时间	地点	国内承办单位	国外合作机构	合作范围
1	中国-俄罗斯中医药中心	2015	圣彼得堡	北京中医药大学东方医院	圣彼得堡水务集团、巴甫洛夫第一医科大学等	医疗、教育、科研
2		2018	莫斯科	长春中医药大学	俄罗斯SLC集团	医疗、培训
3	中国-捷克中医药中心	2015	赫拉德茨-克拉洛韦州	上海中医药大学附属曙光医院	赫拉德茨-克拉洛韦州大学医院	医疗、科研、教学
4	中国-吉尔吉斯斯坦中医药中心	2015	比什凯克	甘肃中医药大学附属医院	吉尔吉斯斯坦卫生部	医疗、培训

序号	中心名称	设立时间	地　点	国内承办单位	国外合作机构	合作范围
5	中国-马来西亚中医药中心	2015	马来西亚	湖北中医药大学	KPJ医药集团	教育、培训、医疗、科研
6		2017	双溪龙	广西中医药大学	马来西亚拉曼大学	教育、医疗、科研
7	中国-尼泊尔中医药中心	2016	加德满都	山东省泰安市中医医院	/	医疗
8	中国-中东欧中医药中心	2016	布达佩斯	黑龙江中医药大学	塞梅尔维斯大学	医疗、培训
9	巴基斯坦岐黄中医中心	2016	伊斯兰堡	甘肃省中医院	喇杰廉医疗中心	医疗、科研
10	匈牙利岐黄中医中心	2016	布达佩斯	甘肃省卫生健康委员会	匈牙利东方国药集团	科研、文化
11	中国-白俄罗斯中医药中心	2016	格罗德诺州	甘肃省中医院	格罗德诺州卫生厅、格罗德诺州国立医科大学	医疗、培训、文化
12		2019	明斯克州	浙江省中医药管理局	白俄罗斯明斯克州医院	医疗、教学
13	中国-阿联酋中医药中心	2017	迪拜	上海医药国际服务贸促中心	迪拜哈姆丹智慧大学	医疗
14	中国-罗马尼亚中医药中心	2017	阿拉德	浙江中医药大学	阿拉德郡瓦西戈迪斯西方大学	教育、医疗、科研、文化
15	中国-以色列中医药中心	2018	特拉维夫	浙江省中医院	雷德曼学院、麦卡碧医疗中心	医疗、教育
16	中国-泰国中医药中心	2018	曼谷	上海中医药大学附属龙华医院	泰国华侨医院	医疗、教育、科研、文化
17		2018	/	辽宁中医药大学附属第二医院	庄甲盛吻察帕皇家大学	医疗、教育、科研
18	岐黄泰国中医中心	2018	曼谷	甘肃省卫生健康委员会	泰国唐明本草有限公司	医疗
19	中国-波兰中医药中心	2018	伊斯泰布纳	山东中医药大学	波兰特林集团	医疗、教育、旅游、文化
20	中国-菲律宾中医药中心	2018	马尼拉	福建中医药大学	菲律宾相关机构	医疗、科研
21	中国-缅甸中医药中心	2019	曼德勒	云南中医药大学	缅甸相关机构	科研、医疗、培训
22	中国-新加坡中医药中心	2019	/	北京中医医院	/	教育、科研、医疗
23	中国-黑山中医药中心	2019	波德戈里察	成都中医药大学附属医院	黑山中国中医院	医疗、教育、科研

（来源：国家中医药管理局,部分海外官网及访谈）

问卷调查的结果较好,208 位留学生中,有64.42%的学生表示听说过中医药中心,35.58%则表示未听说过。中医药中心专业程度较高,与民众交集较少,故更多的留学生表示只知道中医药中心的存在,而对其具体职能和工作则不太了解。

2. 中医药教育合作力度逐渐增强 近年来,我国通过与国外大学建立合作项目,开设中医药类院校以及中医孔子学院的方式,推动"一带一路"沿线国家中医药教育。据不完全统计,截至 2015 年,我国已在"一带一路"沿线 30 多个国家开办 300 余所中医药类学校或机构[7]。其影响力在本调查中也得到了体现,来自马来西亚的受访者绮暄表示,自 2016 年开始,马来西亚新增了许多中医药类院校,这大大增加了马来西亚居民学习中医的机会。

同时,中医孔子学院也在 2016 年第一次出现在"一带一路"沿线国家中。2016 年 10 月 20 日,由泰国华侨崇圣大学与中国天津中医药大学合作共建的华侨崇圣大学中医孔子学院在华侨崇圣大学举行揭牌仪式。这是继伦敦中医孔子学院(2008 年,英国)、皇家墨尔本理工大学孔子学院(2010 年,澳大利亚)、兵库医科大学中医药孔子学院(2012 年,日本)、佐治亚瑞金斯大学孔子学院(2014 年,美国)和佩奇大学中医孔子学院(2015 年,匈牙利)后全球第六所中医孔子学院。

3. 中药贸易壁垒逐渐消除 中药贸易合作以实现双边贸易共进为基础,推动中药的海外化发展。《中医药"一带一路"发展规划(2016—2020 年)》的发布将我国中医药产业的发展推向了新的高度。2018 年,我国中草药类产品进出口额达 57.68 亿美元,同比增长 10.99%,中成药出口额 2.64 亿美元,同比增长 5.51%。据官方计算,世界范围内有 40 亿人使用中草药治疗。近些年来,我国已同 40 多个国家、国际组织签署了中医药合作协议,中医药服务是我国与东盟、非洲、中东地区等国家重要卫生经贸合作项目;据统计,在"一带一路"沿线国家和地区,我国已建设 24 个中医药海外服务中心,中医药海外从业人员达 30 余万[8,9]。

新闻、论文的数据虽乐观,但在问卷调查及访谈的过程中,笔者仍发现了一些问题。很多留学生表示,他们没有见过专售中草药或中成药的药店,且并不清楚自己的国家是否有正规的中药店。这可能与被调查人员所处地区偏远、中药贸易还未覆盖有关,还与该国家中草药整体发展状况滞后相关。但笔者相信,随着合作力度逐渐加强,贸易交流逐渐深入,中医中药会入驻各国大街小巷,惠及更多国家民众,中药贸易将会更加繁荣。

(五) 传播影响

1. 中医海外推广发展空间不断扩大 问卷调查结果显示,57.69%的留学生曾经接受过中医药治疗,在被问及生病时是否愿意接受中医治疗,92.31%的留学生给出了肯定的答案。可见中医治疗的海外推广有极大的发展空间,合理正确地对中医药进行传播,可以更好地提升国外民众对中医药的接受度与认可度。

2. **国际性中医药人才逐渐增加**　我国通过教育合作的方式招收大量留学生,为其提供学习中医药的机会。中医药院校的留学生是我国传播中医药文化的重要桥梁。中医药通过他们将会更好地传向海外。通过问卷调查,对于毕业规划,北京中医药大学留学生中,97.06%的留学生表示他们打算回国从事医药类工作,2.94%的留学生(4 人)表示他们选择留在北京从事医药类工作。留学生是中外文化交流的重要桥梁,掌握着国际化知识背景,能够将中医药文化与其祖国文化更好的结合,在中医药国际传播中发挥着不可替代的作用。

三、传播过程中出现的问题与反思

(一) 文化差异多样,传播需要因地制宜

在访谈与问卷调查过程中,笔者发现了很多文化差异问题。① 文化交流受限:中医药文化扎根于中国传统文化,其中深层次内涵的传达很难直接转化为另一种语言,致使受传者理解有限,加之由于使用的社交软件不同,信息传达的数量和质量皆受限。② 文化背景受限:通过访谈,笔者发现很多国家有属于自己的传统医药,如菲律宾、泰国,对于本民族传统医药文化已有的认知导致他们对中医理论的接受度产生了影响。

(二) 缺乏统一标准,认证制度仍需完善

通过访谈,笔者发现,10 名留学生中有 4 人(40%,来自泰国、新加坡、土库曼斯坦)表示其国家对中医有统一认证考试和管理机制;2 人(20%,来自俄罗斯、马来西亚)表示其国家对中医从业要求是获得当地或者中国中医药类大学毕业证;4 人(40%,来自哈萨克斯坦、伊朗、菲律宾、罗马尼亚)则表示不清楚,可能没有认证标准等。据调查研究表明,目前各个国家对于中医从业资质考核标准不统一,北美洲和亚洲对中医从业资质的标准管理较为严格,制定考核标准的比例分别达到了 90.91% 和 91.30%,而欧洲相对宽松,相应比例只有 34.04%[10]。没有统一的认证标准,在一定程度上影响了各国中医的规范程度,不正规的中医药机构、诊所以及低质量甚至假冒伪劣的中医在一定程度上损害了中医药在海外的声誉,所以一个国际化统一的中医从业认证标准亟待完善。

（三）缺少法规支持,医生执业受到限制

中医药海外中心发展的主要障碍之一,是各国有关传统医学的法律法规制约,目前对中医立法、传统医学立法的国家仅有 69 个,制定相关草药法律规范的国家有 119 个[11]。中医与中药是否合法化仍然是限制一些国家中医执业范围、诊疗水平的问题。通过访谈,来自罗马尼亚的受访者朱辛迪表示,目前罗马尼亚对中医只允许物理治疗(如针灸、推拿),药物治疗被禁止,这在一定程度上影响了中医药特色优势的发挥,影响了海外中医药的传播。

四、建议

（一）制定个性化传播方案

"一带一路"沿线国家数量多,且文化、经济、医学背景差异明显,结合各地区不同文化、经济和医疗背景,选择适合该地区发展的中医药内容和方式进行传播可能会取得更好的效果。如泰国近年来颁布了法律支持传统医学的发展,拥有了独立的草药注册系统,加之其传统医学与中医基本理论体系有许多可以融会贯通的知识点,这减少了中药在泰国的传播障碍[12]。我国可以借此机会,加快中药进入泰国医疗市场。

（二）采用多种媒介并行传播

中医药的传播必须重视网络等新兴媒体在传播中的重要地位。随着"互联网＋"时代的到来,信息全球化已成为必然趋势。中医药在"一带一路"沿线国家的传播,离不开各类媒体平台。目前国内媒体平台微博、微信公众号和各类 App 都有效地推动了中医药在国内范围的传播,而各国有其主流的交流媒介,使用我国微信、微博的概率不高。例如推特(Twitter)作为在全世界范围内流行的社交网络平台,拥有极高的媒体话语权。国内中医药传播主体如通过开设官方账号等方式,将会助力中医药的传播。

（三）推进中医药立法进程

据 WHO 有关资料统计,目前已有 69 个国家和地区制定了有关传统医药的法律法规和政策,119 个国家制定了监管草药的相关法规[11]。"一带一路"国家中的匈牙利在 2013 年正式通过中医药相关法律。巴基斯坦、泰国、印度等国家完成了对传统医学的立法。中医药立法为中医药国际化发展提供了强有力的保证,推进"一带一路"沿线国家中医药立法进程,促进"以医带药"发展与传播。但对于中医师的资质问题,世界范围内尚未完善一个统一的标准,因此国际中医师认证制度亟待完善。

(四) 完善教育培养体系

加大合作办学力度,提高合作办学水平。对于中医药大学留学生,应该提高留学生招生标准,提高双语教学质量。对于留学生的培养,重要的是突破语言障碍,突破文化背景差异,对于中文基础薄弱和缺少中医文化背景的留学生来说,学习中医有着很大的挑战性。单一的课堂授课教学模式以及与中国学生相同的教材可能无法达到好的效果,因此可合理丰富特色教学模式(如"一带一"带教模式),编写特色教学教材读物等,为留学生提供高质量、有特色的教育教学[13]。同时可开设"一带一路"主题奖学金,以鼓励高质量留学生来华学习中医,推动国际性中医人才的培养。我国中医药高校还可利用现在便利的互联网技术在世界范围内分享中医课程,开设"互联网＋中医"授课模式[14],推动优质中医药文化的传播。

参考文献

[1] 赵婀娜.中国成亚洲最大留学目的国[N].人民日报,2019-06-04(002).

[2] 姬德强,袁玥.文化他者视野中的"一带一路"——基于对四国在华博士留学生的访谈[J].国际传播,2019(3):71-78.

[3] 陈媛,Adi Wirawan Tjahjono(印度尼西亚),刁丽霞,等."一带一路"进程下中医药文化国际传播的挑战与策略分析[J].成都中医药大学学报,2019,9(3):11-12,23.

[4] 世界卫生组织.世卫组织2014—2023传统医学战略[M].世界卫生组织,2013:68.

[5] 孙雨颉,刘保延,何丽云,等.针灸定义在国际组织及部分国家立法中的现状[J].中国针灸,2017-12(12):1329-1322.

[6] 程勇,石云,蔡轶明.中医药海外中心建设的现状与思考[J].中医药文化,2018(5):11-17.

[7] 文庠,吴勉华.境外中医药教育现状分析与前景展望[J].中医教育,2015,34(3):45-48.

[8] 王小玲.推进中医药服务出口的路径[J].中国外资,2019(23):76-79.

[9] 李爱玉,丰志培,郜蕾蕾."一带一路"背景下中药产业发展路径研究[J].辽宁工业大学学报(社会科学版),2019,21(6):35-38.

[10] 冷文杰,刘薇,厉将斌,等.海外华人华侨中医师行医资格条件调查与探讨[J].中医药导报,2018,24(19):1-5.

[11] 桑滨生.全球传统医药立法集纳[J].中国卫生,2017(8):63-65.

[12] 苏芮,庄庭怡,苏庆民,等.东南亚"一带一路"沿线国家中医药政策及市场调查[J].环球中医药,2018,11(9):1376-1378.

[13] 刘亚娟,刘君华,金一兰,等.来华留学生中医研究生培养模式现状及问题思考[J].中医药导报,2019,25(8):9-12+16.

[14] 高静,郑晓红,孙志广.基于中医药海外中心建设的现状论中医药国际传播与文化认同[J].中医杂志,2019,60(10):819-822.

中医药在摩尔多瓦发展现状及对策建议分析

徐馨源

摩尔多瓦地处欧洲中部,为亚-欧通道上的"十字路口",也是我国"一带一路"建设中的重要合作伙伴。中摩于1992年1月30日建交,此后保持着友好的关系。近年来,两国在经贸、教育、医疗、文化方面合作密切。中医药作为两国合作的重要环节,在当地获得了一定的认同,但中医药的进一步发展仍面临困难。本文将对中医药在摩尔多瓦的发展现状进行分析,并针对现有的问题提出可行的建议与发展策略。

一、摩尔多瓦基本卫生健康情况

摩尔多瓦民众的基本卫生健康状况欠佳。截至2021年,摩尔多瓦总人口约259万,平均寿命约72.05岁。2019年,摩尔多瓦居民人均健康支出为215美元[1]。摩尔多瓦居民的主要死亡原因与三大疾病相关:缺血性心脏病、脑卒中以及肝硬化。近年来,当地艾滋病、丙型病毒性肝炎及结核等疾病的发病率也不断上升,成为了令人担忧的健康问题。

二、摩尔多瓦医疗卫生状况

摩尔多瓦国内医疗体系在构架设置上相对完备,设有综合医院、妇幼保健医院、专科医院、急诊医院和急救系统。但各医院硬件设施老化,整体诊治水平较低。药店常用药品供应充足,价格基本正常。

据WHO统计,2017年摩尔多瓦全国医疗卫生总支出占GDP的5%,按照购买力计算,人均医疗健康支出约156美元,低于欧洲平均水平。

三、摩尔多瓦传统医学政策

摩尔多瓦为中东欧国家,传统医学历史悠久,可追溯至 2 000 多年前。

（一）法律法规

目前,摩尔多瓦尚无针对补充/替代医学的国家政策与具体法规,该领域内也未成立相关研究机构或专家委员会。但政府针对此类医疗服务的从业者制定了相关规定,并进行规范化管理。1994 年、2000 年和 2011 年,摩尔多瓦针对针灸疗法、顺势疗法和整脊、按摩疗法的从业人员分别颁布了法规。

（二）医师执业

摩尔多瓦卫生部门规定,所有提供传统和补充、替代医疗服务人员都必须获得认证和执照,以便执业。传统及替代疗法从业者在公立和私立医院都可以执业。国家政府及相关学术机构颁发从业者需要的许可证。学生在获得传统医学学位后可获得博士学位,并于 3 年的实习期后获得执照。

（三）医疗保险

摩尔多瓦的医疗卫生服务体制根据"普遍保健"以及公平和团结原则建立,实行全民免费医疗,医保覆盖面较广,人民享有基本的医疗服务保险[2]。

（四）草药准入

摩尔多瓦境内有丰富的草药资源。因其前身属于苏联地区(1940—1991),故其在药用植物的使用上与苏联相似,柠檬、覆盆子、洋甘菊和大蒜使用率最高[3]。

据估计,60%～79%的摩尔多瓦人使用草药。摩尔多瓦对草药的使用没有明确规定,草药的使用与监管参考普适性的药物法律和管理框架的管制。目前,草药在摩尔多瓦被划分为非处方药。

针对草药的生产和安全问题,摩尔多瓦尚未制定专门的法律法规。1999 年,摩尔多瓦建立了一定的检测系统以测验不良反应。摩尔多瓦国立医药大学及相关机构出版了一些有指导价值和具有法律约束力的资料。

具体而言,草药在注册时被划分为以下四类:① 抗菌药、抗真菌药、防腐剂。② 肠吸着剂。③ 细胞保护、再生、抗氧化剂。④ 同源药物。自 2007 年起,草药可依据传统用途、临床数据和实验室检测,分类纳入国家基本药品目录[4]。草药的销售没有限制,可在药店以及专门销售点作为非处方药、自我药物或 OTC 药物出售。

四、中医药在摩尔多瓦发展现状

中国与摩尔多瓦在中医药领域的交流始于 2008 年,双方政府签署了"援建中医中心"的相关协议。该中心位于基希讷乌,已于 2011 年正式投入使用。目前,中医药在摩尔多瓦的影响力相对局限,但在诊疗和教学方面都有中方派遣的专业团队。尽管在规模上尚且欠缺,但在构架上已较为完整。

(一) 中医中心

2008 年 3 月,中国援助摩尔多瓦建立中医中心项目的政府换文签订。该项目由中国中元国际工程公司承担建设,是中国政府在欧洲东南部援建的首个中医中心项目。中心坐落于尼古拉·泰斯提米仓努国家医药大学,自 2011 年 6 月 24 日开始运营,开业后吸引了摩尔多瓦国内及周边国家的众多患者,为其解决了较多疑难杂症。

该项目得到了中国驻摩尔多瓦大使和参赞的肯定和好评,加强了双方在中医药领域内的沟通和联系。此外,此次合作促进了中国与摩尔多瓦政府、卫生部、国家医学研究所及其附属医院间的相互信任和理解,为中摩双方此后的进一步合作打下了坚实的基础。

(二) 中医教育

摩尔多瓦岐黄中医学院成立于 2015 年,是甘肃省中医药机构与摩尔多瓦中医教学临床机构合作共同成立的中医学院,由中国商务部投资修建,由甘肃省选派中医人员管理。学院致力于中医药的传播推广、教育培训、临床医疗等工作。根据约定,摩尔多瓦方将派教师来中方开展西医教学工作,中方派教师赴该校的针灸教研室开展中医教学工作,双方也将互派学生进行短期交流访问。

借助岐黄中医学院、中医中心等平台,甘肃陆续派遣了多批中医专家前往摩尔多瓦开展中医教学和义诊,通过面对面交流体验,使得摩尔多瓦民众对中医有了更深入的理解和信任。

此外,摩尔多瓦自由国际大学孔子学院也曾开办过中医讲座,通过对中医"养生和食疗"的讲解,为摩尔多瓦中医和中国文化爱好者进行了科普,从文化层面提升了中医药的曝光度。

五、中医药在摩尔多瓦发展的主要问题

(一)中医药法规与政策尚不完善

目前,摩尔多瓦政府仅颁布了有关"针灸"的法规,但未对中药的准入制定具体法律,仅破例为中医中心所需的中药提供了进口许可。这意味着摩尔多瓦政府愿意在小范围内接受中药,但是否同意扩大中药的使用规模仍是未知数。因此,该局势很可能导致该国针灸和中药发展程度不一,形成针灸疗法优势而中药疗法劣势的局面,有碍中医药在摩尔多瓦的长期平衡发展。

(二)政局缺乏稳定性

摩尔多瓦自独立以来,政局一直缺乏稳定性,近年来更是爆发了多次街头示威。亲俄和亲欧政府的交替执政导致国家定位常常在两方势力之间摇摆,中国"一带一路"倡议的实施,也很难避开美、俄、欧盟之间竞争的矛盾[5]。这为中摩关系及两国间的经贸往来带来了不确定性,也必然会阻碍中医在摩尔多瓦的发展、延缓中医药合法纳入摩尔多瓦医疗体系的进程。

(三)多发病缺乏专项诊治及研究

目前,受到资金和政策的限制,摩尔多瓦尚未成立针对高发、高危疾病的诊疗机构及科研中心。这表明,预防疾病的相关知识难以得到宣传,民众在患病后也很难得到迅速、有效的诊治。

(四)中医药发展片面

目前,摩尔多瓦的中医产业仅仅在门诊和中医教育方面有一定的发展,影响力有限。尽管摩尔多瓦的草药使用率很高,但中药的治疗、保健作用未能得到较好的发展。此外,诸如气功、传统体育等非药物疗法的相关产业也尚未进入摩尔多瓦市场。综上,中医药产业在摩尔多瓦的发展仍处于初级阶段。

六、对策与建议

(一)完善中医药立法,将中医药纳入医保

中医药在摩尔多瓦的长远发展必须以完善的法规为前提。因此,中国政府可与摩尔多瓦政府及时沟通,推动在摩尔多瓦中医行医和中药准入的标准化、规范化进程。其中,由于摩尔多瓦草药使用率较高,应将这一优势最大化,重点完善中药的准

入措施。

此外,立法过程必须符合该国、该地区的标准与章程,中国应积极与当地卫生部门及医药研究中心合作。同时可借助 WHO、世界中医药学会联合会等大型组织的影响力,保障中国派驻的医生和前往投资的药厂的相关权益,也有利于吸引更多摩尔多瓦本地人投身于这一行业。通过加强政府层面的沟通与对接,继续扩大中医药的影响力,以行业规模的扩大促进法规与政策的制定。

将中医药纳入医保也是促进中医药在摩尔多瓦长期稳定发展的必要条件。摩尔多瓦目前实施强制性医保,为了扩大覆盖面,个人的可用保险医疗总支出金额随之下降。因此,若能发挥中医药的价格优势,将其纳入医保,可在患者和政府财政层面取得双赢。

(二)开设专病科研及诊治中心

目前,诸如结核、艾滋病等传染病在摩尔多瓦的发病率较高,癌症、循环及呼吸系统疾病则是该国民众的主要死亡原因。消化系统疾病导致新生儿死亡率较高[6]。因此,在摩尔多瓦的中医应重点研究这几类疾病,并开设专病门诊,同时与摩尔多瓦当地医学机构进行研究合作,开设相关科普讲座。通过改善该国亟需解决的健康难题,收获当地人的认可和信任,在扩大中医药影响力的同时,也有利于中医药在摩尔多瓦的本土化发展。

(三)探索中草药"种植—生产—加工—销售"产业化经营模式

摩尔多瓦在地理、产业结构、人力资源和政策优惠等方面具有以下优点:首先,摩尔多瓦是连接独联体及欧盟两大政治、经济集团的桥梁和窗口,地缘优势明显,市场辐射潜力较大[7]。其国土的 80% 为黑钙土,十分有利于植物的生长。同时土地闲置率高,可供外来投资者使用。其次,农业是摩尔多瓦国民经济的基础产业,其农业水平较为发达,在苏联时期已是重要的农作物产地。但农产品业曾在欧盟和俄罗斯两面遇冷。此外,摩尔多瓦的食品加工业发达,该技术可以经适当改造,应用于中药材的加工。再次,摩尔多瓦失业率较高,平均工资较低。最后,摩尔多瓦有意吸引外资,并已经颁布了较多优惠政策。

以上条件说明,在摩尔多瓦发展中药及中成药的"种植—生产—加工—销售"一条龙商业模式,具有较显著的优势。因此,中资药企可前往投资,承包闲置土地种植中药材,并雇佣当地职工,从而提高就业率、促进经济发展。还可以将摩尔多瓦作为中草药海外种植基地,并发挥辐射效应,扩大周边欧亚国家的市场。

（四）优化中医药在摩尔多瓦的产业结构

为了保证中医药在摩尔多瓦的本土化、长期化发展，必须对中医药产业化结构进行优化。应引入传统体育、中医保健、中医食疗等高附加值的中医药产业，同时宣传"治未病"的健康观念，并出版相关书刊，提高中医药的曝光度。

参考文献

［1］ Micah A E，Cogswell I E，Cunningham B，et al. Tracking development assistance for health and for COVID-19：a review of development assistance，government，out-of-pocket，and other private spending on health for 204 countries and territories，1990 – 2050［J］. The Lancet，2021，398(10308)：1317 – 1343.

［2］ Turcanu G，Domente S，Buga M，et al. Republic of Moldova：Health system review［J］. Health systems in transition，2012.

［3］ Chiru T，Fursenco C，Ciobanu N，et al. Use of medicinal plants in complementary treatment of the common cold and influenza-perception of pharmacy customers in Moldova and Romania［J］. Journal of Herbal Medicine，2020(21)：100346.

［4］ World Health Organization. WHO global report on traditional and complementary medicine 2019［M］. World Health Organization，2019.

［5］ 李燕,何宛昱.摩尔多瓦政局与"一带一路"框架下的中摩合作［J］.北京工业大学学报(社会科学版),2016,16(5)：78 – 88.

［6］ World Health Organization. Republic of Moldova：profile of health and well-being［EB/OL］.［2016］. http://apps. who. int/iris/handle/10665/343835.

［7］ 范静."一带一路"与自由贸易园区模式下,中国餐饮企业到摩尔多瓦发展的可行性分析［J］.中国国际财经(中英文),2017(17)：6 – 10.

中医药在亚美尼亚的发展现状和策略

潘 洁

亚美尼亚本土的传统医学与替代医学发展历史悠久，为中医药在亚美尼亚的传播与发展创造了条件。亚美尼亚支持并积极参与"一带一路"倡议，为中医药在亚美尼亚的发展带来了机遇。本文总结了中医药在亚美尼亚的发展现状，并提出对策和建议。

一、中医药在亚美尼亚的发展现状

（一）亚美尼亚传统医学发展情况

亚美尼亚传统医学大学(UTM)于1991年成立，其旨在培养将传统医学与现代医学相结合的高级医学科学家。2000年，亚美尼亚共和国卫生部(NIH MH RA)创建了传统和替代医学部门以及传统和替代医学培训中心——"AltMed康复和传统医学中心"。AltMed康复和传统医学中心结合传统东方医学与现代西医疗法，以及保守治疗和无药物治疗等各种方法的最佳组合，以确保最有效的治疗方法，同时，该中心对传统和替代医学的从业者进行培训。

自传统和替代医学部门成立后，亚美尼亚传统医学从业者经历了亚美尼亚传统医学和替代医学体系的标准化与规范化进程。2014年9月，埃里温国家医科大学开设了替代医学课程，旨在为传统医学从业者提供发展平台，让他们在"反射疗法""手法疗法""顺势疗法"和"饮食营养"方面进行专业与深入的研究，研究传统和替代的诊断方法和各种治疗方法，例如耳穴疗法、Su-djok疗法、R. Foll和I. Nakatani的电诊断和电疗方法、T. Yamamoto的颅针疗法、草药(治疗使用药草)、芳香疗法(使用芳香油进行治疗)、蜂疗(使用蜜蜂制成的食物进行治疗)、水蛭疗法(使用医用水蛭进行治疗)、黏土疗法。亚美尼亚国家古籍馆展示着亚美尼亚古代文化，这里收藏了亚美尼亚传统医学书籍以及草药标本，学校和培训机构的老师也会带领学生去国家古籍馆学习草药与亚美尼亚传统医学的历史文化。

自 2001 年以来,针灸、脊椎按摩、草药和顺势疗法等传统治疗方法从业者受到监管。传统医学与替代医学从业者需要持有政府颁发的从业许可证方能在公立或私营医院从业[1]。

(二)中国和亚美尼亚传统医学交流历史

中国同亚美尼亚都是文明古国,亚美尼亚传统医学发展历史悠久,但是由于亚美尼亚深受战争纷扰,传统医学未能成体系的发展。在现存亚美尼亚传统医学中,针灸、芳香、推拿等方法很大程度上与中医疗法类似。亚美尼亚作为"一带一路"沿线国家,虽然建国历史不久,但是文化底蕴丰富,民族信仰坚定,中国与亚美尼亚传统医学方面的交流前景广阔。

甘肃中医药大学秦晓光教授和姚小强教授多次受邀赴亚美尼亚讲课,并与亚美尼亚传统医学与辅助医学协会及亚美尼亚国家医科大学联合开展中医研讨、交流及实践活动[2],为传统中医在亚美尼亚的教学和推广奠定了坚实的基础。

亚美尼亚官方和民众对中医治疗以及中医文化信赖有加。在 2021 年的上海合作组织传统医学论坛上,亚美尼亚大使马纳萨良指出中医药在亚美尼亚民众中需求广泛。马纳萨良对中医有着深刻的认识,并强调应当关注中医在国外的传播,明确以什么样的方式更好地让外国了解中国传统医学,并加强各国的经验交流[3]。

(三)亚美尼亚中医药发展现状

目前亚美尼亚未有专门的中医医院、中医中心或中亚合作建设的中医医疗机构,同时中式门诊也罕见。在中医药领域,亚美尼亚与中国主要形式为学术交流。亚美尼亚"布留索夫"埃里温国家语言与社会科学大学孔子学院根据当地民众对中医的兴趣,开展中医讲座,举办中医药文化活动,以及邀请国内中医药专家为亚美尼亚医生和学者做中医培训。

(四)新冠疫情时中医药作用

新冠疫情期间,中国同亚美尼亚等国进行视频连线,对于新冠疫情的防疫工作展开讨论。中国中医专家回答了亚美尼亚医生提出的关于新冠肺炎患者用抗生素副作用大的问题,并提示中药在治疗后期肺功能损伤和肺部纤维化方面效果明显。2020年 6 月 12 日,北京中医药海外疫情防护亚美尼亚专场研讨会通过远程视频召开。为了支持亚美尼亚新冠肺炎疫情的防控工作,北京恒济卫生管理发展基金会和爱心企业北京春风一方制药有限公司向亚美尼亚埃里温市捐赠新冠肺炎北京预防 3 号方中药配方颗粒 30 000 份。

二、中医药在亚美尼亚发展面临的问题

（一）中亚传统医学交流项目单一

亚美尼亚传统医药与中医药有相通之处，但中医疗法在亚美尼亚要发展成为独立的体系还存在不小的挑战。相关资料报道显示，两国传统医学的交流多数是依托专家、政府或中医药大学进行学术交流，少有学生或是私营企业投入交流，交流项目单一，传统医学对亚美尼亚民众应用范围较小。此外，亚美尼亚官方语言为亚美尼亚语，民众大多通晓俄语，因此，语言交流存在一定障碍。

（二）中医药发展市场范围狭窄

亚美尼亚经济比较发达的企业都集中在首都埃里温，比较难扩展到全国范围，而中医药在亚美尼亚并没有完整的行业规范体系。由于缺乏国际标准，中医医疗在亚美尼亚服务开展不全面，对外籍患者随访比较困难。

三、对策和建议

1992 年中亚建交以来，双边友好关系健康稳定发展，1992—2011 年，两国还先后签订了《科技合作协议》《文化、教育、卫生、体育与旅游合作协议》等协定。亚美尼亚也是最早响应"一带一路"倡议的国家之一[4]。亚美尼亚与中国传统医学方面的交流目前主要形式为双方的医学专家或者学者进行学术交流。亚美尼亚是一个历史悠久的国家，AltMed 康复和传统医学中心秉承着亚美尼亚古代医生留下的最佳治疗标准的要求——快速、有效、愉快（cito、tuto、jucunde）诊疗患者与培训传统医学从业者，并取得了相当大的成功。2020 年开始，亚美尼亚对中国旅客免签，可以由旅游业带动经济发展，给中医药在亚美尼亚的进一步传播带来更大的机遇。

中医药在亚美尼亚的发展可以通过亚美尼亚 AltMed 康复和传统医学中心为突破口，注重与高层对接交流，争取政策扶持，再由企业投资建设中亚友谊传统医学中心，并联合高校进行学术交流与学生交换。此外，中医药在亚美尼亚发展还需严格的企业管理，并且制定行业规范。

（一）以社会保障机构为突破口发展服务贸易

亚美尼亚除了政府领导的社会保障局外，还有众多非政府组织的社会保障机构，这些机构保障着亚美尼亚人的多种社会利益，中医药可以将这些保障机构作为突破

口,为亚美尼亚人提供医疗或者理疗服务,提升民众接受度。在与社会保障机构的合作中,要注重与亚美尼亚政府的合作,争取政策扶持。

(二)企业投资建设中亚友谊传统医学中心

以企业投资、政府主导的形式,在亚美尼亚首都埃里温探索建立中亚友谊传统医学中心,同时还可以联合中亚高校,一方面向亚美尼亚输送医药研究技术人员,拓宽服务贸易范围;另一方面,以中心为依托,易于突破医师执业认证、药品准入等政策瓶颈,推动高层次研究发展,使得更多中亚传统医学产品走向世界。

(三)开展亚美尼亚传统医学医生访华交流以及学生夏令营活动

依托亚美尼亚孔子学院等中国文化中心以及国内中医药大学,与亚美尼亚医生及学者加强交流。针对学生开展夏令营或者交换生项目,组织两国传统医学医生开展学术研讨会和专题交流会,不局限于理论交流,更应注重在临床的实践。

参考文献

［1］亚美尼亚 AltMed 康复和传统医学中心官网."AltMed"医疗中心:现代和传统医学方法的独特结合［EB/OL］.［2022 - 11 - 13］. http://altmed.am/.

［2］宋喜群,蔺紫鸥.中医药走出"国际范"［N］.光明日报,2017 - 09 - 28.

［3］秦宇龙.2021 上海合作组织传统医学论坛举办——发挥传统医学优势,构建人类卫生健康共同体［N］.中国中医药报,2021 - 07 - 30.

［4］商务部国际贸易经济合作研究院,中国驻亚美尼亚大使馆经济商务处,商务部对外投资和经济合作司.对外投资合作国别(地区)指南-亚美尼亚(2021 年版)［EB/OL］.［2021 - 12］. http://fec.mofcom.gov.cn/article/gbdqzn/♯.

中医药文化海外交流　　第二章

中医药国际教育发展探析
——以新马泰为例

彭依宁

"一带一路"沿线国家都有中医药的使用历史,其中,东南亚地区共 11 个国家,海外华人数量众多。其中,据新马泰各国统计局的数据,截至 2019 年 6 月,三国华人人口总数约 1 904 万人。同时,由于中医药在东南亚各国具有一定的历史背景,并与当地传统医药具有一定联系,当地民众对于中医药的接受度相对较高[1]。中国政府"一带一路"中医药发展规划的落地执行,为中医药国际合作与交流带来了崭新的历史机遇,文章从多角度分析新马泰地区中医药国际教育现状,展望中医药国际教育发展的前景。

一、中医药在新马泰地区的发展现状

(一) 在新加坡发展现状

1. **传统医药的历史联系** 1819 年新加坡开埠为贸易港口后华裔数量激增,当地华裔富商和侨领为救助贫病交加的同胞,陆续创办同济医社、善济医社等中医慈善机构。由于新加坡正被英国殖民统治,中医药事业并未受到重视,甚至遭到排挤。二战后,新加坡的中医药事业才获得新生,其中,"新加坡中国医学会"的成立为中医教育与中医药研究的发展提供条件。

1965 年,新加坡获得独立后,中医药在当地得到进一步发展,逐步规模化、体系化。中医院、中医院校、中医药科研机构及学术团体的建立与完善,与"新加坡中医中药联合会""新加坡中药公会""新加坡中医药促进会"等社团的建立,大力推动中医药事业的进步。

2. **在新加坡接受度** 新加坡民众对于中医药的接受度较高,并且愿意使用中医药进行日常治疗。据 2013 年新加坡一项研究显示,84% 的慢性疼痛患者使用补充与替代医药,其中最常使用的是中医药[2]。

（1）中医医疗体系：新加坡中医医疗体系可分为 5 种：中医慈善机构、中医药企业和连锁中医诊所、独立经营的中医私人诊所、政府公立医院内的针灸部门、西医私立医院旗下的中医部门[3]。然而因政府未给予中医医疗机构拨款，患者大多以自费的形式看诊中医，增加了患者的经济负担，部分程度上减少选择中医的可能。

（2）注册中医师及针灸师数：新加坡中医药管理局（TCMPB）于 2001 年成立，并开始正式实施针灸师注册及中医师注册。据委员会 2018 年年报显示，共有 3256 位合法注册的中医师及针灸师[4]。近年来，虽每年注册人数逐年增加，但相较新加坡人口，总体上人数仍较少，难以满足民众就诊中医的需求。

（3）立法情况：新加坡国会在 2000 年 11 月 14 日正式公布了传统中医师法案，规定中医医疗机构及中医师的注册管理、中医高等教育院校颁发认证、注册人员的继续教育、道德规范和操守管理等。目前，新加坡当地中医药事业发展已形成一个相对规范、完整的体系。

（二）在马来西亚发展现状

1. 传统医药的历史联系 明朝永乐三年（1405），郑和率领舰队第一次出使西洋，到达满剌加（也就是今天所说的马六甲），也将中医药带入当地。马来西亚的豆蔻、胡椒、沉香、丁香等药物也在当时输入中国。但是直到 19 世纪、20 世纪，由于华人华侨增多，马来西亚的中医药事业才开始加速发展。一些中医药协会团体和教育机构相继成立，到 2004 年成立传统与补充疗法部门（T&CMD）进行专门管理。

2. 在马来西亚的接受度 马来西亚的中医在当地民众中有良好的声誉。根据传统与辅助医学局的年度报告显示，2011 年，综合医院传统与辅助医学科中医治疗19 877 人次，2011 年以前的传统与辅助医学从业人员注册约 4 910 人，其中中医占 66%。

（1）中医医疗体系：目前，马来西亚的中医药医疗机构大体分为公立与民办。公立医疗中，由于传统与辅助医学科属于专科，不可直接挂号就诊，患者需先去普通内科就诊，由普内科医生转介至传统与辅助医学科。其诊金与其他政府医疗部门一致，只收五马币挂号费，医疗费全免。由于传统与辅助医学科仍待普及，以及转诊过程较为繁琐，马来西亚民众更倾向去往私立中医药医疗机构就诊。截至 2015 年，马来西亚的私立中医药机构包括 3 家私立医院和约 3 000 家私立诊所，然而从 2015 年 4 月开始，针灸医疗将征收 6%的消费税，增加了患者的负担。

（2）注册中医师及针灸师数：至今，马来西亚中医师暨针灸师联合总会共有3 742 名注册成员，虽总数与新加坡注册中医师及针灸师数相近，但由于马来西亚人口为新加坡人口的六倍左右,人均中医师数远低于新加坡,分配到民众的中医治疗资源极少。

(3) 立法情况:马来西亚政府将中医与马来医学、印度医学、替代医学、辅助医学等一起,归于马来西亚卫生部传统与辅助医学局统一管理。传统与辅助医学局制定了一系列执业操作指南,如《传统与辅助医学的国家政策》《传统与辅助医学从业人员伦理准则》《传统与辅助医学针灸指南》《良好的针灸行医指南》等。这一系列指南的制定与颁布大大提高了中医药在临床中的正规操作使用,促进了当地中医药事业规范发展。

2016 年马来西亚卫生部颁布第 775 号法令《传统与辅助医学法》,共包括十一个部分:准备部分、传统与辅助医学委员会、行政管理、传统与辅助医学从业人员注册、注册人员的义务与责任、纪律程序、患者权利、传统与辅助医学从业人员团体、执法权、一般法令、过渡期条款。该法令的颁布使当地中医药发展进一步规范化、制度化。

(三) 在泰国发展现状

1. **传统医药的历史联系**　在 13 世纪的素可泰王朝时期,伴随中国古代东南地区的民众移居至泰国,中医药开始传入当地。到了清朝末期和民国,不断有更多中国民众移居至泰国,促使中医药在泰国进一步发展。1903 年,泰国建立起了历史上第一家中医院——天华中医院。1958 年泰国政权更迭,当地华文教育被禁止,同时新颁布的《禁止与中国贸易条例》中,中草药也处于被禁止的名单中。1961 年,泰国当局颁布法令宣布,凡申请行医执照者必须通过泰文考试,该法令进一步压缩了当地中医师的发展空间,迫使中医药发展陷入困局。直到 1975 年,中泰正式建交,泰国本地的中医药事业才重获新生,中药制品与中医院重新出现,中医药进入新的发展时期。

2. **在泰国的接受度**　在泰国,中医药事业虽然正在向好发展,但仍未能取得和泰医、西医相同的医疗地位,当地民众对于中医药的认知也仍旧处于起步阶段。21 世纪以来的二十余年内,尤其在新冠疫情抗击战中,中医药所取得的成就有目共睹,相信21 世纪会是中医药事业在泰国发展的黄金时期。

(1) 中医医疗体系:当地最具代表性的中医医院有两家,分别是华侨中医院和泰京天华慈善医院。除了这两家医院,其余中医医疗服务主要集中在曼谷地区,且主营针灸治疗。其中,华侨中医院开设有内科、针灸科、骨伤推拿科,在 2017 年已有 27 名高级中医师。该院注重人才培养,鼓励青年医师前往中国各大中医药院校进行深造,不断扩充本院的医师力量,也为泰国中医师群体力量的壮大添砖加瓦。

（2）立法情况：2000年，在《关于批准使用中医方法治疗疾病的规定》颁布后，中医被正式承认为一种医学，这保障了中医在当地的合法性。此外，泰国制定的相关法律还有《行医执业法》《药物法》《医疗场所法》《服务场所法》等，还包括有关部级法令、通告和各项规定。

二、中医药教育培养

（一）中医药学历教育培养

新加坡现有近10所中医药院校，如新加坡中医学院、人众中医学院等。其中，新加坡中医学院及南洋理工大学生物科学院的生物医学-中医双学位系为新加坡卫生部认可、教育部批准注册。新加坡中医学院（私立学院）与国内多所中医药大学联合创办五年制、七年制学士学位。南洋理工大学作为东南亚地区第一所开设中医专业教育培养的正规公立大学，与北京中医药大学建立联合办学模式[5]。自1999年起，新加坡国家大学西医学院开设以针灸为主的补充与替代医学（CAM）课程，一定程度上补充了中医药在CAM上的教育培养[6]。

马来西亚中医总会（MCMA）在全国创办有十所中医院校，并与国内中医药大学联合办学，主要课程是五年制的中西医课程，包括20多个科目，如中医基础理论、中医诊断学、中药学等[7]。南方大学学院与厦门大学联办传统中医学学士学位，并先后开办中医本科"3＋2"双联课程和中医预科课程。

泰国目前有6所大学设有中医系，多与中国国内中医药大学联合办学，但并未开设针灸系[8]。泰国的那空叻查是玛（呵叻）学院是当地第一所设有中医系的私立大学，与成都中医药大学联合办学，由成都中医药大学派遣老师到泰国执教，学生在最后一年到成都的中医院见习。华侨崇圣大学与上海中医药大学合作的本科项目为六年制（4＋2）模式，前4年由上海中医药大学派教师赴华侨崇圣大学授课，后两年学生可以选择1.5年或2年到上海学习并进行临床实习，培养学生的临床学习能力，使知识不局限于课本。

（二）中医药继续教育与职业教育培养

新加坡传统中医药委员会（TCMPB）于2013—2014年为注册中医执业者推行"自愿性中医继续教育（CPE）计划"，鼓励中医执业者不断进修学习，提升专业知识与技能水平。TCMPB与新加坡卫生部设立"义务中医继续教育"，于2020年4月1日开始实行，中医执业者两年内必须达到50学分才可更新中医师执业执照[5]。

马来西亚与泰国中医继续教育培养有短期培训班与学术交流讲座两种常见形式,前者多与中国国内中医药大学联合开办[8]。如2019年11月,粤澳合作中医药科技产业园与泰国卫生部传统及替代医学司、泰国中医师总会合作举办的"2019泰澳中医学术交流义诊"系列活动在泰国曼谷、尖竹汶举行。

(三) 毕业后发展

各国学生从中医药院校毕业后,就业方向可大致分为行医、留校任教、相关行业就业及科学研究四大类。

(四) 现有标准

2009年9月12日,世界中医药学会联合会发布了史上第一个中医学教育标准——《世界中医学本科(CMD前)教育标准》,明确了中医学本科办学基本要求和毕业生基本要求,对于培养国际中医药人才具有重大意义[9]。

在术语与设备方面,ISO/TC249于2014年起,陆续通过中医药术语与设备的国际标准,如"ISO18662-1:2017中医词汇—第1部分:中药""ISO18662-2:2020中医词汇第2部分:中药炮制""ISO19465:2017中医—中医临床术语系统类别"等。

在中医教材使用上,东南亚中医药院校现多数使用中国国内高校所编教材,如上海中医药大学所编教材,并翻译成各国相应文字[10]。

三、新马泰地区中医药国际教育现状分析

(一) 优势

1. *历史渊源深厚* 新马泰三国与中医药分别有着深厚的历史渊源,其百年的发展历史一定程度提高了民众对于中医药的认可度,也为中医药在现代的发展开创了机遇。例如,新加坡中医慈善事业现在仍发挥重要作用。在新冠疫情中,以会馆、善堂、寺庙和佛教组织等社会团体为主的慈善中医始终坚持为癌症和慢性疾病提供看诊和拿药服务,也陆续开放了针灸服务,缓解患者所受的病痛折磨,同时增强中医药在当地的影响力。

2. *民众基础相对较高* 东南亚地区民众对于中医药接受度普遍较高,据马来西亚一项研究表明,马来西亚人使用中草药的比例很高,尤其是使用中草药解决日常健康问题[11]。早在2009年,中国国家中医药管理局就与东盟签署若干项传统医药合作协议,摸索创立中国-东盟传统医药互助交流平台,进一步深化传统医药交流与合作,从国家层面增加中医药的可信度,进而使当地民众更愿意相信、接触中医药。

3. **国际交流合作频繁**　在"一带一路"倡议的支持下,中医药国际交流与合作迎来新的机遇。新马泰三国作为"一带一路"沿线国家,与中国多所院校和医院建立长期学术交流合作、科研合作与教学合作关系,助推当地中医药教育事业发展与高素质中医人才群体的扩充。

4. **海外中医热持续升温**　据相关报道显示,目前中医药已传播到世界上 183 个国家和地区,中医药产品和服务已经遍布全球 170 多个国家,并被一些国家纳入医疗保健体系。海外中医医疗机构接近 10 万家,中国与外国政府及有关国际组织签署中医药合作协议 83 个。

(二)现存问题

1. **教育系统相对较弱**　目前中国国内有 42 家中医药高等院校,并有 200 多所西医院校与综合高校开设中医系,在校生数量众多且覆盖面较广。然而新马泰三国教育系统相对较弱,中医药院校数量总体较少,且公立院校数量远小于私立院校数量,使得中医药教育事业在当地发展较为缓慢。

同时,师资队伍力量尚有缺乏,具备临床操作能力与扎实体系化理论知识的教师有待培养、增加,这进一步阻碍了中医药教育事业的发展。

2. **标准缺乏**　鉴于世界各国中医药教育正规办学较少且办学条件较弱等现实问题,中医药国际教育尚缺乏细化标准,如教材、古籍翻译、师资评估等未有统一规范,仍参差不齐、水平各异,给国外中医药学习者带来学习障碍。

3. **人才流失**　据新加坡《联合早报》调查显示,由于起薪低与职业发展受限,不少南洋理工大学修读五年制中医课程的学生毕业后不当中医,每届只有 10 人左右进入中医行业。新加坡卫生局受询时透露,本地每年有 70～100 名新注册的中医师,但有执照却没行医的人逐年增加。高素质人才的持续流失需要各国中医药教育领域引起重视,应思考其中原因与中医药人才可能面临的现实困境,从而制定政策做出改变,以留住人才。

4. **教学内容局限**　由于针灸学习过程简单且疗效明显,国外的中医药教育以针灸为主,而忽视了全面系统的理论知识学习,使得学员难以彻底掌握中医药理论体系的知识,甚至会因此对于中医药产生错误的认知。

5. **年轻群体接受度相对较低**　据针对新加坡居民的调查显示,30 岁以下的年轻人接受中医药的程度较低。他们较少光顾中医店,在出现疾病时,无论病情是否严重,常选用西医作为首选治疗方案[12]。中医药事业的传承与创新离不开年轻一代,但从小接受数理化教育的这一代理解接受中医药需要进行更多的科普。

四、建议

(一)推进教育系统建设

改善、提升已有中医药院校教学内容、教学条件,并开设更多中医药院校,或增加更多院校与已有中医药院校开设联合培养项目,培养更多人才。同时,严格规范师资队伍,以统一测试检验教师理论水平,并管理好临床教学和系统理论学习的时间分配。

(二)推进标准化建设

由于各国国情不一,中医药国际教育的标准化建设将会是历时长且需不断完善修正的漫漫长路。教材、教学计划、教师队伍皆应依照办学宗旨与培养目标,在考虑不同国家文化差异的前提下,吸收本土教学理念,对内容与人员能力建立一定标准、要求。同时,应加强中医药国际教育规范的推广与完善,指引中医药国际教育健康、规范发展[13]。

(三)增设奖学金与就业津贴

为鼓励更多求学者学习中医药,以及改善毕业生人才流失的现状,可增设奖学金与就业津贴。如新加坡卫生部于 2017 年建立规模为 500 万的"中医发展补助金"(TCMDG),旨在激励中医从业者的发展。据悉,TCMDG 可用于资助中医从业者参加培训、继续教育以及改善中医诊所。通过解决中医师及相关中医药从业人员面临的现实问题,留住人才,可助力中医药教育事业持续、稳定地发展。

(四)培养国际化中医药人才

在响应"一带一路"倡议的同时,当地院校可实施加强联合办学、开展外语教学等措施,以培养出一批中医药理论扎实且精通外语的中医药国际人才,并鼓励院校学生来中国学习中医。同时,鼓励中国中医药院校参与建立海外学习中心,以院校自身较为优质的师资与培养模式为基础,助力海外中医药人才的培养与中医院校的改进建设。

(五)跨领域合作

鼓励中医药产业多元化发展,增加如中医药健康旅游、中药药妆等产业渠道,扩大中医药的商业影响力,也使民众在日常生活中能更多地接触到中医药文化,侧面提升中医药的影响力与竞争力,并扩大年轻受众群体。

五、总结

面对上升的中医药热潮,国际教育模式仍存在诸多不足,应顺应"一带一路"发展倡议,逐步改革教学模式与教学内容,使中医药国际教育健康、有序、稳定地向前推进,让中医药走向世界,服务世界人民健康。

［1］沈美萍,刘懿,周敦华.从国内中医药国际教育的发展趋势看国外中医药教育的走向[J].中医教育,2012,31(5):26-28+32.

［2］Tan Michelle GE, Win MT, Khan SA. The use of complementary and alternative medicine in chronic pain patients in Singapore:a single-centre study[J]. Annals Academy of Medicine Singapore, 2013(42):133-137.

［3］蔡慧姿,张伯礼.探讨中医药在新加坡的发展现状与未来趋势[J].天津中医药大学学报,2020,39(1):7-11.

［4］Annual report 2018[A/OL]. Traditional Chinese Medicine Practitioners Board. https://www. healthprofessionals. gov. sg/tcmpb/en/other-publications/tcmpb-annual-report. 2018.

［5］邬国强,李彧,杨苏.新加坡南洋理工大学国际化发展战略及其对我国高等中医药教育发展的启示[J].中医药管理杂志,2011,19(2):160-163.

［6］Liu EHC, Lee T L. The teaching of anaesthesia in Singapore[J]. 2005,34(6):140C-142C.

［7］高睿,张杰.马来西亚中医药现状及中医药教育概况[J].中外医疗,2011,30(25):192.

［8］谢强明,徐一兰,李明月,等.泰国中医教育发展概况[J].天津中医药,2015,32(7):442-444.

［9］世界中医学会联合会.世界中医学本科(CMD前)教育标准[M].北京:人民卫生出版社,2009.

［10］崇为伟,文庠.国际化视域下东南亚中医药教育概述[J].亚太传统医药,2017,13(21):1-3.

［11］Z.M. Siti, A. Tahir, A. Ida Farah, et al. Use of traditional and complementary medicine in Malaysia:a baseline study[J]. Complementary Therapies in Medicine. 2009,17(5-6):292-299.

［12］Jaclyn PTT, Paul F. Consumer decision making and store patronage behaviour in Traditional Chinese Medicine (TCM) halls in Singapore[J]. 2011,18(4):285-292.

［13］蒋继彪.中医药国际教育标准化建设的思考[J].南京中医药大学学报(社会科学版),2015,16(4):269-272.

《黄帝内经》英译二十年文献研究

张　莉　乐毅敏

一、研究背景

中医药是我国优秀传统文化的宝藏,具有独特的理论体系和显著的临床效果,在国际上越来越受到关注。在此情形下,中医药亟待走出国门。2013 年"一带一路"倡议的提出,为中医药国际化创造了空前的发展时机。《黄帝内经》(以下简称《内经》)在我国中医学领域具有重要意义,它形成了中医学的理论体系,为中医学的发展奠定了基础,至今仍然对中医的学术研究和临床实践等方面具有重要的指导意义。因此,中外学术界对其的重视程度也逐步增强。近年来,众多研究者对其进行了英译研究并取得了阶段性的研究成果,对中医药国际化具有重要意义。

二、研究方法

为了推动《内经》英译研究的深入发展,笔者基于计量分析法对其展开探讨。文献计量法是利用数学和统计学等计量方法,研究文献的分布情况、变化规律、数量关系等外部特征,进而探讨科学技术发现现状和发展趋势的方法。

笔者对 2000—2019 年发表在《中国中医基础医学杂志》《中国中西医结合杂志》《时珍国医国药》《中国科技翻译》《中华中医药杂志》《上海翻译》《中国翻译》《医学争鸣》等核心期刊上的《内经》英译研究论文进行回顾,将一稿多投和与主题不符的文献剔除后,得到符合主题的文献 72 篇,以计量分析法进行分析,以期为未来对《内经》和其他中医古籍英译研究提供发展思路与方向。

三、研究内容

(一) 总体概览

统计结果显示,2000 年以来《内经》英译研究发文量总体呈上升趋势,2010 年以前发文量较少,2011 年后发文量呈上升趋势(图 2 - 1)。2003 年"非典"爆发,中医药在疫情的防治过程中发挥了重要作用,同时李照国等学者的研究相继问世,对《内经》英译研究起到了一定的推动作用。因此,2004 年发文量有 4 篇。2013 年后,国家大力开展振兴中医药事业,《内经》英译研究也有了一定的发展。2015 年,屠呦呦研究发现青蒿素,荣获诺贝尔奖,促进了中医药翻译事业的发展,也进一步推动了《内经》英译研究的发展。

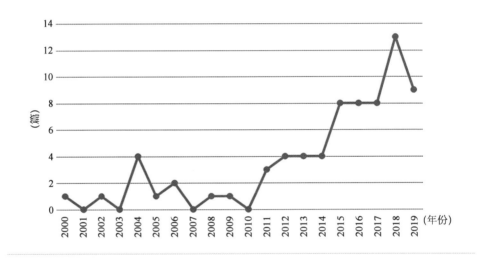

图 2 - 1 2000—2019 年《内经》英译研究发文量折线图

(二) 发文单位和期刊

1. 发文单位 72 篇文献共涉及 29 个发文单位,笔者对发文 2 篇以上(含 2 篇)的单位进行了统计(图 2 - 2)。统计结果发现发文 2 篇以上的单位 10 个,其中有 7 所医药类院校、2 所外国语院校、1 所其他院校。这说明医药类院校是《内经》英译研究的主阵营,也说明该领域的研究尚未引起外语类院校以及综合类院校的重视。

2. 发文期刊 72 篇文献发布在 17 种核心期刊上,笔者对发文 3 篇以上(含 3 篇)的期刊进行了统计,统计结果显示共 8 个(图 2 - 3)。由图可知,此类论文发表的主要阵地集中在中医类或医药类期刊上,翻译类期刊上鲜有此类文章发表,其他人文社科

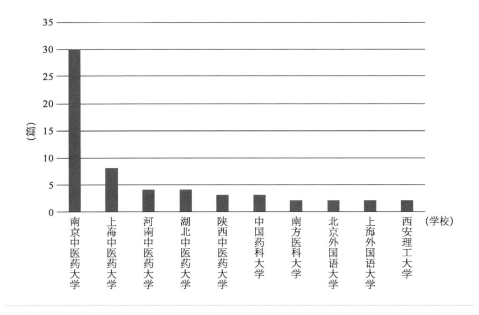

图 2 - 2 　2000—2019 年《内经》英译研究发文高校分布图

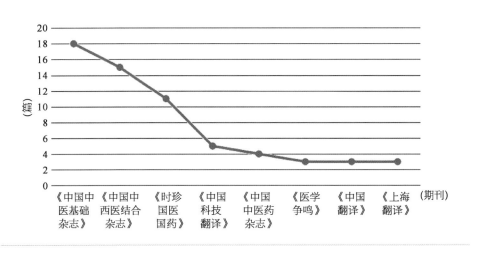

图 2 - 3 　2000—2019 年《内经》英译研究 8 种核心期刊发文量分布图

类期刊上更为罕见。这说明《内经》英译研究尚未引起翻译学科的高度重视。

（三）研究对象

为了对《内经》英译的研究对象做深入分析,笔者对 72 篇论文手工分类。分类结果显示,研究对象主要包括术语英译、修辞格英译及语篇连贯性研究、英译策略及方法、译本研究、书名和篇名英译、多元化视角下的英译研究六方面。笔者对发文量达 3篇以上(含 3 篇)的研究对象进行了统计。统计结果显示,排名前三的分别是: 多元化视角下的英译研究、术语英译和修辞格英译及语篇连贯性研究(图 2 - 4)。

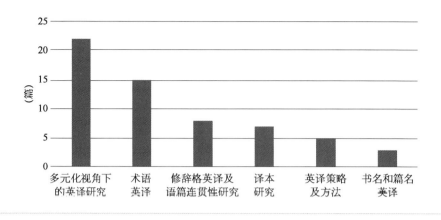

图 2-4 2000—2019 年《内经》英译研究对象分布图

笔者对上述研究对象进行成果小结,以期深入回顾近 20 年《内经》英译研究成果。

1. 多元化视角下《内经》英译研究 72 篇论文中以多元化视角下《内经》英译为研究内容的文献有 23 篇,例如:朱剑飞[1]从语料库的视角进行了《内经》中英文双语平行语料库的构建与应用的研究,认为中医典籍英译和研究可以通过语料库技术获得实证分析,指出中医典籍语料库的建设必须注重多学科交叉及融合,并且要以目前最新的翻译理论作为指导;百合慧子等[2]从辅文本角度对《内经》英译的语境化进行了探索,提出翻译中医典籍时要考虑接受者语境、翻译目的、原文本特殊性,从而选择相应的语境化手段。孙凤兰[3]通过认知识解的理论视角,从 4 个识解因素对《内经》术语英译的差异进行分析,提出在翻译时准确地表达原文意义是非常重要的;谭重一等[4]从翻译适应选择论的视角下研究了《内经》模糊语的英译。大量研究者还从其他视角对《内经》英译进行了研究,这种跨学科的研究方法为本领域今后的研究提供了思路。

2. 《内经》的术语英译 72 篇论文中以《内经》术语英译为研究内容的文献有 15 篇,可以细分为中医核心术语和中医病名术语等。比如:在核心术语英译研究方面,李苹等[5]通过对 3 个《内经》英译本的比较,探讨了"邪"的语境差异化英译并提出了三种语境化差异翻译方法:运用"自然对应词"和"等化性对应词"或者使用汉语拼音音译加注释;张焱等[6]对《内经》中"五神"概念的英译及策略进行了研究,提出了以异化为主、归化为辅的翻译策略。在中医病名术语英译方面,贺娜娜等[7]探究了《内经》中脑系病名的规范化翻译。除此之外,王玲[8]探讨了《内经》中"红"系和"青"系颜色词的英译,发现"红"系颜色词多运用直译法。对于"青"系颜色词的英译需结合《内经》的历史背景和"青"作为颜色词的演变历程进行综合考虑[9]。

3.《内经》修辞格英译及语篇连贯性研究　研究者们的注意力从对术语的研究逐渐转向修辞格和语篇连贯性,李照国[10]通过自己多年来翻译《内经》的经验,结合国内外其他译者的实践,从五种修辞手法对《内经》修辞特点和英译做了对照分析;张斌等[11]以莫里斯符号学理论为指导,从语义的立体思维分析了《内经》中比喻英译的翻译策略。在语篇连贯性方面,张冉等[12]则探讨了翻译《内经》时修辞格的重要性,并提出应立足于修辞格的特点及应用,立足于原文寻找最大限度与其修辞格相符合的功能对等语;吴银平等[13]研究了《内经》语篇连贯性与顺序相似性间的关系等。

4.《内经》译本研究　从 1925 年至今,已出现了 20 个不同形式和内容的《内经》英译本在全球正式发表或出版[14]。一些研究者对其中的部分译本展开了不同角度的研究,例如:蒋基昌等[15]以问卷调查的方式调查了留学生阅读《内经》的情况,发现 Maoshing Ni 的英译本最受欢迎;蒋辰雪[16]从"深度翻译"角度对文树德《内经》的英译本做了分析,认为该译本属于"深度翻译"的典范。

5.《内经》英译策略及方法　《内经》的内容深奥涉及多方面知识且文字古奥,具有较大的翻译难度。因此,关于《内经》的翻译策略及方法的相关研究数量较少。例如:杨渝等[17]对 2006—2017 年的 75 篇《内经》英译翻译策略文献进行了综述,提出要想解决实际的翻译问题,切忌笼统,必须细化到术语、句子、修辞格等的翻译策略。刘璨莹等[18]从隐喻的概念入手对国内外影响力较大的几个译本做了对比研究,总结出了"类比推理、本体补偿,精确描述、喻体直译,重视文化、喻底意译"3 条翻译策略。王娜等[19]通过实例分析研究了文本外增译法在《内经》英译中的应用,并提出在使用文本外增译时要遵循"阐释有度"的原则。

6.《内经》书名和篇名英译　关于《内经》书名的英译,不同译者间存在着不同的观点。部分研究者以此作为切入点对《内经》展开了研究,兰凤利[20]和刘伟[21]分别对《内经》书名英译进行了探讨,兰凤利认为应译为"General Questions and Answers from Huang Di's Inner Classic",刘伟则建议译为"Huang Di's Canon of Internal Medicine";在篇名方面,兰凤利[22]对国外的两个《素问》英译本中的篇名英译进行了评析,探讨了其英译的原则、标准及方法,为其他中医古籍的英译研究提供了新思路。

四、总结与分析

通过回顾近 20 年《内经》的英译研究发现该领域的研究呈现出从无到有,再到热度逐步上升的状态。在研究者方面,以中医药院校的老师为主力逐渐发展到中医药院校的学生,其后外语高校等翻译研究者在此领域也有所涉足;在研究对象方面,由术语逐渐发展到修辞格、语篇、英译史和跨学科研究等。

首先,通过以上研究不难发现《内经》的英译研究目前已取得了一定的成果。但《内经》的英译本书目较多,而大多研究者都将目光集中于几个有名的译本上;其次,《内经》英译研究在核心期刊上的发文量还有所欠缺,研究对象的深度和广度还远远不够;此外,研究者的构成主要集中于医药类院校的师生,还需继续拓宽。

因此,笔者认为在今后的研究中,研究者应将注意力集中于更多的译本,从更广的角度对《内经》英译展开深入研究,这样才能百花齐放,促进《内经》英译事业的发展。在接下来一段时间,首要任务是集中力量建立起《内经》英译的标准,只有在国内有一个规范且统一的标准,向国外传播的途径才会更通畅。在研究对象方面,可将重点放在多学科交叉、译介、翻译技术和历时性描述研究等方面。在人才培养方面,医药类、外语类及综合院校应培养大量具备中医学、翻译学或传播学等方面知识且具有信息素养等高新技术的复合型人才。中医药英译研究必须顺应信息时代的潮流,与高新技术接轨,这样中医药才能更高效地对外传播。

参考文献

[1] 朱剑飞.《内经》英译研究的语料库视角[J]. 中国中医基础医学杂志,2015,21(9):1161 - 1164.

[2] 百合慧子,张淼.从辅文本角度探索《内经》英译的语境化[J].中国中西医结合杂志,2017, 37(5):617 - 620.

[3] 孙凤兰.识解理论视角下的《内经》医学术语翻译[J].外语学刊,2016(3):107 - 111.

[4] 谭重一,姚欣.从翻译适应选择论看《内经》模糊语英译[J].中国中医基础医学杂志,2018, 24(9):1311 - 1314.

[5] 李苹,张宗明.《内经》核心文化术语"邪"的语境差异化英译研究[J].中国中医基础医学杂志,2018,24(11):1621 - 1623 + 1641.

[6] 张焱,张丽,王巧宁.《内经》"五神"概念的英译研究[J].中国文化研究,2016(4):144 - 154.

[7] 贺娜娜,徐江雁,李盼盼,等.基于语料库的《内经》脑系病名规范化翻译[J].中华中医药杂志,2018,33(5):1958 - 1961.

[8] 王玲.《内经》中"红"系颜色词的英译[J].中国科技翻译,2018,31(4):52 - 54.

[9] 王玲.《内经》中颜色词的英译研究——以颜色词"青"为例[J].中国科技翻译,2016, 29(2):53 - 56.

[10] 李照国.《内经》的修辞特点及其英译研究[J].中国翻译,2011,32(5):69 - 73.

[11] 张斌,杜福荣.《内经》比喻辞格英译研究回眸[J].时珍国医国药,2011,22(12):3001 - 3003.

[12] 张冉,姚欣.《内经》句式整齐辞格英译研究[J].时珍国医国药,2013,24(1):221 - 223.

[13] 吴银平,王伊梅,张斌.《内经》语篇顺序相似性与翻译的连贯性[J].中华中医药杂志,2015,30(1):246 - 249.

[14] 王银泉,余静,杨丽雯.《内经》英译版本考证[J].上海翻译,2020(2):17 - 22 + 94.

[15] 蒋基昌,文娟.《内经》四个英译本的对比研究——基于广西中医药大学短期留学生调查问卷的统计学分析[J].学术论坛,2013,36(1):197 - 200 + 210.

[16] 蒋辰雪,文树德.《内经》英译本的"深度翻译"探究[J].中国翻译,2019,40(5):112 - 120 + 190.

[17] 杨渝,陈晓.基于翻译策略的《内经》英译研究述评[J].中华中医药杂志,2019,34(9):3921 - 3923.

[18] 刘璈莹,陈嘉彧,陈骥.《内经》中隐喻的语言特征及英译策略[J].中国中医基础医学杂志,2018,24(8):1143 - 1145,1155.

[19] 王娜,刘娜.文本外增译在《内经》英译中的应用[J].中国中西医结合杂志,2017(4):117 - 119.

[20] 兰凤利.《内经素问》书名英译探讨[J].中国中西医结合杂志,2004(2):175 - 177.

[21] 刘伟.关于《内经》书名英译的商榷[J].中国中西医结合杂志,2000(7):553.

[22] 兰凤利.论《内经素问》篇名的英译——兼评两个英译本的英译篇名[J].中国中西医结合杂志,2004(3):265 - 268.

从岐黄之术到世界传统医学

李雨函

自人类诞生之初,诊病疗疾的传统医学实践活动就一直伴随着人类的繁衍而不断发展,并且护佑人类生生不息,全球各地的传统医学文化也如夏花般绚烂绽放。所谓传统医学,即是基于古典哲学、临床实践与经验,以及当地独特地域文化和宗教思想的融合,是多方面、多层次医学信息内容的集合体。人类历史上分别在不同的时段产生过六大传统医学体系,分别是古埃及医药学、古希腊罗马医药学、亚述巴比伦医药学、印度医药学、阿拉伯医药学和中医药学。然而,上述传统医学经过数千年的发展,目前得到传承与发展,并且仍保留其完整理论体系的传统医学仅仅只剩下三种:中医药学、印度医药学和阿拉伯医药学。由于不同历史文化的积淀及其特有的本民族文化影响,上述三种医学有着互不相同的基本概念、基本理论和诊疗方法,同样也各有所长。创新是医学发展新观点、新理论、新技术产生的活力源泉,也是医学事业历久弥新的生命之源。为了适应飞速发展的时代变化,我们应当以发展的眼光看待医学门类,中西方医学文化必将相互借鉴、碰撞与融合。基于此,本文将通过剖析以中国传统医学为代表的世界传统医学的特点及其发展模式,探讨世界传统医学的未来发展之路。

一、中医学

中国传统医学是中国多民族传统医学的统论与合称,具体可以将其分成中医、藏医、蒙医、苗医以及其他民族医学。由于中医学是中国传统医学的主体部分,且在世界上的传播与影响较广,以下将详细论述中医学的主要内容。

中医学起源于远古社会,历经数千年岁月长河,集黄帝与岐伯之名,故又称岐黄之术。中医学在春秋战国时初步形成医学理论体系,是以自然学科为主体,结合人文社会科学,且渗透中国古代哲学与传统文化的综合性学科体系;也是中华民族在长期的生活与实践中,无数的医学名家和多种中医流派宝贵经验的积累与总结而出的原创性医学。中医学以气、理、神、虚、太极、阴阳、五行等中国古代哲学思想作为理论基础,思维方式上体现古典"中国哲学"的整体性、有机性与动态性[1],以整体观念为指导思想,通过研究人体脏腑、经络、精气血津液神等生理病理现象,形成了一套完整的医学理论体系和模式,对中华民族的健康维护、疾病防治与繁衍昌盛作出了巨大贡献,并产生了极为重要的积极影响与促进作用。

中医学源于中国传统文化,是儒、道、佛三家思想的长期融合。可以说,中医与传统文化的关系乃是辅车相依。"天人合一"的整体观是中国传统文化的重要思想,《周易》有云:"乾道变化,各止性命,保合太和,乃利贞。"道家则认为:"人法地,地法天,天法道,道法自然。""天地与我并重,万物与我为一。"儒家则提出:"天人一物,内外一理,流通贯彻,初无间隔。"医家也认为:"人若欲寿,则顺察天地之道。"[2]古代传统文化是中医学的核心。儒家思想所宣传的"仁爱"从某种程度上来讲,也对中医医德的形成有着较大的影响。"不为良相,便为良医"出自范仲淹之口,其思想源于儒家的"达则兼济天下,穷则独善其身"与"修身治国平天下"。如果不能做一个辅助君王治理好国家的宰相,那么做一个可以救死扶伤的良医也算是实现了人生的价值。良相与良医都是为拯救天下苍生而存在,前者改善人民的物质生活,后者则关系到人民的性命安康。古人论及中医学时曰:"儒不必医,医必须儒。"传统文化将中医的内在本质定义为"仁",仁者素爱人,除疾保命与行仁施爱并不相矛盾。张仲景在《伤寒杂病论序》中曾提及"上以疗君亲之疾,下以救贫贱之厄",不考虑治疗对象身份地位,皆施以仁爱之术,此为中医医者仁心的最佳诠释。

中国古典哲学思想对中医的渗透体现在各方面。阴阳,原指日光的向背,是人类对于太阳出没、月亮变化等明暗交替的天象的观察,后渐渐引申为天地、上下、明暗、寒热、动静等,例如:山南水北为阳,山北水南为阴;乐由阳来者也,礼由阴作者……而在中医学中,阴阳指对自然界相互关联的某些事物,以及同一事物的内部对立双方属性的概括。中医学认为,阴阳的概念涵盖于生活的方方面面,包括万事万物的发生、发展、变化、结局等。阴阳二者相互之间的协调工作主要由阴阳交感、阴阳对立、阴阳互根、阴阳消长、阴阳转化、阴阳自和六方面来实现。阴阳学说在认识人体结构功能、病理变化和疾病诊疗中具有重要作用,阴阳的对立统一蕴含于人体脏腑组织经络各部分,阴阳二气的相互作用和升降出入推动和维持人体的各项生理活动,阴阳失衡则会导致疾病发生[3]。

五行,原指木、火、土、金、水五种基本物质,现指物质属性及其运动变化。中医学认为,构成宇宙的基本物质元素是木、火、土、金、水,宇宙间的各种物质皆可按照上述五种基本物质的属性进行划分归类。五行的生化克制是宇宙间万物普遍联系、协调平衡的规律,并用此说明人体自身与外界环境的统一性,从系统的观念出发来阐述生命、健康与疾病。如果我们把阴阳称为最初的对立统一学说,那么五行就是原始的系统概论。

二、其他世界传统医学

与东方古老的岐黄之术相对应的,西方也拥有着传统医学。西方传统医学源于古希腊医学与古罗马医学,与中医药学一样,也有自己本土的古代医学理论与古代草药学著作。西方传统医学很大程度是建立在宗教基础之上,更偏向于用鬼神与恶魔来阐述病情,制定治疗方案。古希腊"医学之父"希波克拉底首先提出人体中有四种性质不同且来自不同器官的液体。四种体液按不同比例结合构成人的不同气质。对于每一个人来说,哪种体液占据主要的生理特征,那么便对应着哪种气质。希波克拉底的学说也被称为四体液病理学说。虽然从现代医学的角度来说,希波克拉底的学说听起来较为荒谬,但以当时的科学技术水平来看,已经是很先进了,当时的医学界奉此学说为圭臬。其后,古罗马医学家盖伦也沿用了这一说法,并在此基础上注重药物治疗与解剖工作。盖伦著成了史上第一部系统研究人体解剖的著作《论解剖规程》,其著作不仅被奉为经典,也为后来西方现代医学打下了良好基础。

需要注意的是:西方传统医学并不等于现代医学。西方传统医学源自宗教,现代医学则是一门综合学科,是靠大量自然科学的知识堆积发展而成,很大程度依赖于自然科技发展的进步,因此把现代医学称为西医学,则是混淆了二者的概念。具体的医学模式分类如下。

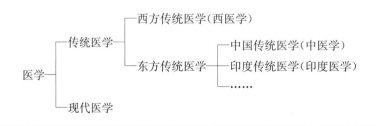

图 2-5 医学模式分类图

东方传统医学中的印度传统医学,又称阿育吠陀医学,意为生命的科学,是全世界有记载的最古老的医学系统。其影响了南北半球几乎所有的医疗体系,因此,又被称为"医疗之母"。阿育吠陀医学不仅是一门治疗的知识与技术,同时还是一种引导人们健康生活的学科。

从阿育吠陀医学的传统观点看来,一个基本生命体由身体、感觉、精神和灵魂四部分基础元素构成。人有三种体液,其包括气、胆汁、黏液,除三种体液外人体还包括七种基本组织:血液、原生质、肌肉、脂肪、骨、骨髓、精液以及身体产生的废弃物。人体的生命轨迹及各基本要素的代谢循环均与我们所吃的食物有关。阿育吠陀认为,人们生病的原因是体内三大生命能量失去平衡所导致的。自然界和人体皆由乙醚、空气、火、水、土五种基本元素所构成。人体内的三大能量也由这五种元素构成:乙醚与空气相结合生成的新物质名为瓦塔(Vata),火和水相结合生成的新物质名为皮塔(Pitta),水和土相结合生成的新物质名为卡法(Kapha),一旦这三大能量太多或是不足,都会引起机体患病,这一点与中医药学的阴阳平衡观点十分相似。

阿育吠陀医学与中医药学在某些方面极为相似。和中医学中的整体观念一样,阿育吠陀医学也倾向于治疗人体的整体以形成平衡而不是单独针对疾病本身。在得出诊断结果之前,患者的年龄、生活环境、社会文化背景和身体素质都将会被纳入考虑的范畴。阿育吠陀诊断的主要手段包括:触摸、检查和交谈,这一点与中医诊断中的望、闻、问、切四诊法有相似之处。同样,阿育吠陀医学与中医学都会利用草药盈虚补亏,激发专门器官的功能。因此阿育吠陀医学与中医药学均有通过调节饮食来治疗从而防止产生副作用的保险疗法。

三、世界传统医学的相似处

历史的发展总是趋于相似,医学的发展也同样如此。科学往往都是伴随非科学的认知而诞生的。从现在世界上现存的神话传说与历史传记中不难发现,医学的起源与人类的起源几乎同步。人类最早的医疗活动与动物行为类似,是最原始的高等动物所具有的基本智力而非主动探索的经验活动。从人类早期茹毛饮血开始,通过自身的实践经验渐渐摸索出了哪些草药可以治病,哪些动物的内脏、骨髓、血液可以延命,如何处理简易的伤口及如何将因打猎而受伤的骨头拼接起来……这些统称为"经验医学"。由此可见,包括我们现在对于不为人知的医学领域的探索,经验性医疗活动从原始至今一直延续丰富发展。

当人类开始可以直立行走,智力较原始时期有了飞速进步时,对于自然界的探索也更加热忱,并渐渐地对于一些自然现象有了主观的思考,但是受当时的科学发展限制,人们开始对那些无法解释且难以控制的自然现象有了神秘的猜想,于是原始宗教由此产生。万物有灵的观念最初是由原始人对日月星辰、风雨雷电、生老病死的无知与恐惧而获得。与此同时,就产生了以经验医学混合鬼神医学的巫医,相关的玄学疗法也由此而生,如灵魂治疗、魔法治疗,后来演化为僧侣医学、寺院医学、理发匠医学等。

汉字的"医"字最初就写作"毉"。《山海经》等早期古典书籍中记载的具有治病能力的人都是巫师,所谓医术只是附属于巫术的技能,而不是独立存在的。在《说文解字》中,特意注明最早的医生就是巫师。事实上,全人类早期都是由巫师负责治病的,medicine 一词既指医学、医术、药物,又指巫术,医学与宗教因解除痛苦的目的相似而在历史上关系密切[4]。中国原始社会末至西周,巫师执掌范围很广,"巫"是文化官的官称,巫行医事,叫巫医,巫行史令,叫巫史[5]。公元前 293 年欧洲鼠疫流行,罗马人在台伯岛建造阿斯克来皮斯庙,通过祈祷、举行(宗教)仪式、心灵感应以及沐浴和睡眠的方式来治疗疾病。19 世纪初,通过考古学者对文明古国的发掘和民族学者对原始部族的考查,医学巫源说成为医史学界的主流。费尔巴哈指出,在人类文化进程的早期,凡是那些知识领域的活动,例如药剂师,起初都是宗教或神学的事情[6]。后因哲学思想观念的传播与兴起,医与巫逐渐分离开,形成两个独立的主体,由此,医学的理论体系开始逐步建立起来。

四、当今时代对于传统医学的误解

近二三百年,现代医学发展迅速,传统医学似乎变得逐渐式微。这些诞生于前科学时代的医学,虽然曾经取得过辉煌成就,但随着人们更加依赖于现代医学,传统医学开始慢慢淡出历史舞台。与此同时,也出现了一堆传统医学"黑",其产生的根本原因是文化差异、时代差异与认知差异。

传统医学的确有它的弊端与局限性,例如中医方剂人中黄的制取、西方传统医学热衷于放血疗法,不可否认这种疗法的确很荒谬,但就当时的年代和当时的科学文化水平而言,便也就不足为奇。以中医为例,中医利用望、闻、问、切辨别病症,现代医学用化验结果与影像技术救治患者。如果说西医是排除法确认病灶,那么中医就是索引法直达病灶。中西的文化差异,其中就包括中西医学上的治疗理论冲突与药物实践冲突。

但如今,中医药仍被广泛地应用在治疗疾病、临床试验、研制药物方面。2003 年的传染性非典型肺炎(今称"严重急性呼吸综合征")与庚子鼠年的新型冠状病毒肺炎,中医参与治疗的治愈率与防治率明显高于纯现代医学。尤其是在应对新型冠状病毒肺炎疫情中,由中国中医科学院人员取自中药古籍的重组方剂——清肺排毒汤,在救治新冠患者方面取得了显著的成效。

2018年科学家曾发现人体内的结缔组织之间存在着相互连接的,充满液体的孔隙隔间。此种相互连接充满液体的间隔犹如网络,贴于表层皮肤之下与肌肉之间,覆盖消化道、肺和泌尿系统以及周围的动脉和静脉,并最终流入淋巴系统。虽仍未证实,但这项发现与中医学中的经络概念不谋而合。解剖学发展至今仍无法证实经络的存在,中医的针灸虽无法客观地证实,但在长期的医学实践中却可间接证实经络的存在,但其存在形式仍是目前全球医学家亟待考证的话题。

五、世界传统医学未来发展之路

首先,传统医学要实现"学术化"。在明确疗效的基础上,不断总结传统医学理论研究成果、科学研究成果、临床治疗成果,不断深化传统医学的学术内涵,不断完善传统医学的学术体系。以此让具有不同文化背景、知识水平、认知程度的人都能够清晰地看到、了解到、学习到传统医学的内涵和精髓。同时,传统医学自身还要做到实事求是、接受质疑,并且要自身主动怀疑、主动验证。不管是理论研究层面、科研创新层面,还是临床治疗层面,都要给予极大的重视。回顾中欧医疗史的历史轨迹,医学发展应重视理论和实践的总结、医学教育和经验的继承创新以及临床技术的实际传授,尊重医学观点的实践依据和发展规律,揭示理论、技术、特色的深层次科学价值,以适应社会需求并以众多重大的创新服务于社会[7]。

其次,传统医学要实现"现代化"。传统医学要在明确自身特点的基础上,根据自身特点和优势来精准研究、适度改良,逐步实现传统医学的"现代化"。但是,这种和现代科技接轨、和现代医学理论相互融合借鉴的"现代化"过程,是在秉承传统医学自身特色前提下开展的适度创新,而不是盲目地整体变动。

最后,传统医学要实现"规范化"。传统医学囿于理论发展时代的认知水平限制,在用药保障的精准性、有效成分的明确性,以及医疗制度的完善性等方面都存在着短板。目前市面上的西药药物说明书往往对于处方、用药规范及不良反应等的阐述均较为详细,反观中成药的药物说明书,仅有药物原料与用药规范,有效成分、不良反应的详细说明多是用中医术语一带而过,而少有能用现代药理学、药物化学等专业术语分析清晰的。这一点,传统药物应向现代药物看齐,制定规范化生产流程,详细解释药物的原料、不良反应、应对措施等。

有学者对未来新医学实现路径提出构想,其一是中国各民族传统医学融合,建立中国传统医学新体系;其二是世界各民族传统医学融合,建立世界传统医学新体系;其三是传统医学和现代医学融合,利用现代科学和现代医学理论、技术与方法,挖掘阐释传统医学精华,丰富现代医学内涵,提高现代医学发展水平[8]。传统医学在做到"学术化""现代化"和"规范化"的同时,对于现代医学来说,它也需改变自身现状,做到"包容化"。现代医学应有海纳百川的包容性,在保留各传统医学民族特点的同时,又能够与传统医学巧妙融合、相互借鉴,取其精华、去其糟粕。我们相信,只有二者相互融合同向并行,才能朝着人类医学更高水平进军。

参考文献

［1］董竞成.中国传统医学的哲学思想意蕴［J］.中国医学人文,2018(5)：7-9.

［2］王锐,于昶,景浩.以"仁医"为基础的中国传统医学与现代西医融合之道［J］.西部中医药,2019(8)：53-56.

［3］徐晓楠,方钰发,王妍.中医阴阳与免疫的关系初探［J］.四川中医,2019(2)：29-31.

［4］徐雯洁,徐世杰,杜新亮,等."了解之同情"视阈下的中欧医疗史比较［J］.中华中医药杂志,2017(10)：293-295.

［5］薛凤奎.论巫对医的控制［J］.中华医史杂志,1984,14(1)：59-60.

［6］刘延勃.哲学辞典［M］.长春：吉林人民出版社,1983：139.

［7］徐晓楠,方钰发,王妍.中医阴阳与免疫的关系初探［J］.四川中医,2019(2)：29-31.

［8］苏国辉.助力中国传统医学新发展——《中国传统医学比较研究》读后感［N］.人民日报.2020-3-31(20).

基于国际一流医学期刊文献探讨
太极拳养生功效

谢亚菲

导引养生是保养精气神、身心并炼、内外兼修的养生方法，是传统中医药文化的重要组成部分。太极拳作为传统导引养生的集大成者，吸纳导引养生术的精髓，融合传统武术的思想内涵，被视为传统武术与导引养生文化相结合的瑰宝。经过历史沉淀，太极拳已发展成为集健身祛病、陶冶情操、文化娱乐等多种功能于一体的中国传统养生文化形式，成为了导引养生文化的代表之一。

一、太极拳在国际顶级医学期刊的研究

杨晗等[1]检索 Web of Science 数据库中近 15 年太极拳在国外的研究情况，其中发现有 4 篇文献被引用频次排列靠前，见表 2-1。

表 2-1　四篇文献引用频次详情

排名	作者信息	文章	干预方式	太极拳组效应结果1	太极拳组效应结果2	太极拳组效应结果3	太极拳组效应结果4	被引次数	期刊
1	Li FZ[2]	*Tai Chi and Postural Stability in Patients with Parkinson's Disease*	太极拳组/抗阻训练/伸展运动	—	肌力增强，身体机能和僵硬程度明显改善	步态改善，跌倒次数明显减少	生活质量提高	395	*The New England Journal of Medicine*（2012）
2	Li FZ[3]	*Tai Chi and Fall Reductions in Older Adults: a Randomized Controlled Trial*	太极拳组/伸展对照组	—	肌力增强，身体功能和僵硬程度明显改善	步态改善，跌倒次数明显减少	生活质量提高	345	*Arthritis Care & Research*（2005）

排名	作者信息	文章	干预方式	太极拳组效应结果 1	太极拳组效应结果 2	太极拳组效应结果 3	太极拳组效应结果 4	被引次数	期刊
3	Wang CC[4]	*A Randomized Trial of Tai Chi for Fibromyalgia*	太极干预组/控制干预组	疼痛明显减弱	肌力增强,身体功能和僵硬程度明显改善	—	生活质量提高	235	*The New England Journal of Medicine* (*2010*)
4	Wang CC[5]	*Tai Chi is Effective in Treating Knee Osteoarthritis: A Randomized Controlled Trial*	太极拳组/控制组	疼痛明显减弱	肌力增强,身体功能和僵硬程度明显改善	—	生活质量提高	157	*The Journals of Gerontology* (*2009*)

太极拳这项内外双修的养生方法,在全球范围内的影响力逐渐提高,吸引了国内外众多专家学者的研究。研究发现太极拳不仅可以作为增强体质、延年益寿的养生手段,还用于多种疾病的辅助治疗与康复[6]。本文将以表 2－1 中 2010 年和 2012 年《新英格兰医学杂志》发表的两篇有关太极拳的实证研究为例进行分析。

2010 年,来自美国华盛顿州塔夫茨大学医学院的 Chenchen Wang 博士等人首次在《新英格兰医学杂志》(*The New England Journal of Medicine*)上发表了一篇文章《太极拳治疗纤维肌痛的随机对照试验》,研究太极拳是否能有效缓解纤维肌痛(Fibromyalgia, FM)。该项研究将 66 名受试者分为两组,第一组是太极拳治疗组,练习杨氏太极拳 60 分钟/次,2 次/周,持续 12 周。12 周后,受试者继续使用指导性影片保持练习,直到 24 周随访。第二组是对照组,采取相同的持续时间和频率进行健康教育和伸展训练。分别记录第 12 周、第 24 周太极拳治疗组与对照组纤维肌痛影响问卷(FIQ)和 36 项简易健康调查问卷(SF－36)结果,观察太极拳疗法对纤维肌痛的疗效。结果显示,太极拳组 FIQ 评分较对照组低,SF－36 物理成分和心理成分评分较对照组高。因此,太极拳可能作为一种安全的治疗方式,能有效辅助治疗纤维肌痛[4]。

两年后,来自美国俄勒冈研究所的 Fuzhong Li 博士也发表了一篇论文《太极与帕金森病患者的姿势稳定性》,研究太极拳是否可以改善帕金森病(Parkinson's disease, PD)的姿势稳定性。Fuzhong Li 博士按照 Hoehn 和 Yahr 分期量表(范围从 1 到 5,较高阶段表示更严重的疾病)将 195 例患者随机分为 3 组,第一组是太极拳治疗组,太极拳训练 1 小时/次,2 次/周,持续 24 周。第二组和第三组分别是抗阻训练对照组与伸展运动对照组,采用同样的持续时间和频率进行锻炼。在临床试验干预后第 12

周和第 24 周评估患者平衡控制能力、步态、功能伸展测试、计时起立行走测试、运动评分测试(帕金森病统一评定量表)以及跌倒次数等。经过对比观察不同试验组的效果发现,太极拳组的治疗效果明显优于对照组。结果表明,太极拳训练似乎能有效改善轻度至中度帕金森病患者的平衡能力,有效预防跌倒[2]。

Chenchen Wang 和 Fuzhong Li 两位博士运用随机临床试验,以太极拳为治疗手段,干预纤维肌痛和帕金森病,通过评估 FIQ 评分和帕金森病统一评定量表等指标,分析临床实验数据,证实了太极拳能有效治疗纤维肌痛和帕金森病。

二、太极拳治疗疾病的作用机制

太极拳疗疾通常基于调身、调息、调心三方面,统称为"三调"。人体各项自主调节活动都是身体、呼吸和心理三方面相互作用的结果。太极拳可以充分发挥人体自主调节功能,从而达到干预和治疗疾病的目的[6]。

(一)"调身"

调身是一种形体锻炼,是调控身体静止或运动状态的操作过程,也称之为炼形[7]。帕金森病属于渐进性神经退行性疾病,临床表现为静止性震颤、运动迟缓、肌强直和姿势步态障碍[8]。太极拳套路中有很多锻炼身体平衡的姿势动作,尤其下肢和腰部动作对身体姿势的维持与调控起着重要作用。太极拳下肢动作以单脚站立和双脚支撑为主。二十四式太极拳第五式"手挥琵琶"中的提膝划弧,第十三式"右蹬脚"中的提膝分掌、蹬脚撑掌等,都是依靠单脚站立,使外展肌和比目鱼肌发挥对身体前后方向控制与调节作用[9,10]。太极拳双脚支撑动作可归纳为基本步法中的弓步、马步、仆步、虚步等,步法充分带动外展肌、臀大肌、腘绳肌、股内外侧肌运动,从而调节身体左右方向上的平衡[9,10]。

太极拳运动过程中要求"以腰为轴,上下相随"。脊柱带动腰部旋转和上下四肢屈伸,增强视觉、前庭和本体感觉三大系统的协调功能,提高身体重心的控制力[11]。同时太极拳动作转换会增强本体感觉和前庭系统的敏感性,维持身体平衡[12]。通过太极拳训练,锻炼各大小肌肉群和肌纤维,增强重心来提高身体平衡能力,可有效改善帕金森病患者的姿势步态不稳及预防老年跌倒。太极拳在"调身"的过程中还可充分调动肌肉、骨骼和关节,提高身体的柔韧性、协调性和平衡性。动作之间相互转换使大小肌群磨擦,肌肉变得丰厚而富有弹性,加强肌肉收缩能力,有效减缓肌肉僵直。

(二)"调息"

调息,是指对呼吸的锻炼和调控,是太极拳练习的重要环节,也被称为调气、吐纳。调息能够调畅人体气机和按摩内脏,利于"松净",帮助机体更好地舒松和入静,与自然融为一体[13]。

太极拳调理呼吸的形式主要以腹式呼吸配合胸式呼吸为主,腹式呼吸时横膈肌收缩,腹部起伏,胸式呼吸时胸部起伏。从胸式呼吸过渡到腹式呼吸,吸气时腹肌收缩,呼气时腹肌放松,一呼一吸使呼吸更加深长匀细。纤维肌痛症是一种特发性的风湿病,以全身广泛性疼痛为主要特征,常伴有疲劳、睡眠障碍、认知功能障碍等多种非特异性症状[14]。Lund等[15]通过氧电极检测到纤维肌痛患者在疼痛触发点的肌肉中存在组织氧合异常。太极拳柔和舒缓的动作与深长匀细的呼吸相配合能有效促进机体的有氧代谢。Lan C等[16]将受试者分为太极拳组(练习6年左右)、气功组(练习3年左右)和对照组。结果显示,太极拳组受试者的氧耗量和氧脉搏是三组中最高的,且运动强度相当的情况下,太极拳组受试者潮气量也高于其他组。通过练习太极拳,配合调息,加强身体微循环功能,改善供氧功能,减少肌肉中的乳酸堆积,可使血流畅通,缓解肌肉酸痛。

(三)"调心"

调心在三调中起主导作用,调节机体的心理状态,也称之为存神。调心通过以意领气,推动全身气血的运行。练习太极拳的过程需全身放松、虚领顶劲、上虚下实、刚柔并济、起伏连绵等,这些动作都需要在神经系统的调控下进行。调心能加强对神经系统的训练,有效预防和治疗神经系统类疾病[17]。

太极拳是在全身放松条件下进行锻炼使身体达到一种高度安静、轻松、舒适的状态,除了使肌肉松弛以外,更要求大脑处于虚无状态。大脑是中枢神经系统的主要功能之所在,在大脑支配下,神经和肌肉自然放松。"意识引导动作"是太极拳的核心要领之一,当意识集中在动作上时,大脑便排除了其他思维活动,只专注于支配姿势和动作的变化。大脑皮层运动时中枢神经系统处于高度的兴奋状态,使大脑皮层一部分区域进入保护抑制状态而得到休息,改善大脑皮层的功能,调整兴奋与抑制的关系,改变精神状态,消除紧张情绪,缓解疲劳,提高睡眠质量[18]。

调身、调息、调心是练功三要素,三者互相联系、相互作用。在"三调合一"的境界下,通过提高平衡能力,减轻骨骼肌肉疼痛,缓解疲劳,改善身心状态,达到治疗纤维肌痛和帕金森病的目的。

三、结语

随着中医药文化在国际广泛传播,经过多项实证研究证明后,太极拳作为养生保健和强身治病的方法得到了各国民众的认可。太极拳这一奇妙的养生拳术,凭借其独特的文化魅力,受到国内外民众的追捧。导引养生作为中医药文化的分支,在世界的舞台上大放异彩,太极拳也逐渐成为国外了解我国传统导引养生文化的名片之一。

参考文献

［1］ 杨晗,李涓,徐桂兴,等.国际近 15 年太极拳研究的文献计量及可视化分析［J］.中国康复医学杂志,2020,35(3)：327－332.

［2］ Li F, Harmer P, Fitzgerald K, et al. Tai chi and postural stability in patients with Parkinson's disease［J］. N Engl J Med, 2012, 366（6）：511－519.

［3］ Li Fuzhong, Harmer Peter, Fisher K John, et al. Tai Chi and fall reductions in older adults: a randomized controlled trial［J］. J Gerontol A Biol Sci Med Sci, 2005, 60(2)：187－194.

［4］ Wang C, Schmid CH, Rones R, et al. A randomized trial of tai chi for fibromyalgia［J］. N Engl J Med, 2010, 363（8）：743－754.

［5］ Chenchen W, Christopher H. Schmid, et al. Tai Chi is effective in treating knee osteoarthritis: A randomized controlled trial［J］. Arthritis Rheum, 2009, 61(11)：1545－1553.

［6］ 刘晋元.太极拳治疗老年慢性病的国外研究进展［J］.武术研究,2019,4(1)：52－56.

［7］ 刘天君.气功锻炼的基本操作——调身［J］.养生大世界,2003(11)：44－47.

［8］ 何明星,钟冬灵,刘栖岑,等.太极拳训练对帕金森患者平衡功能影响的 Meta 分析［J］.世界最新医学信息文摘,2019,19(28)：6－10.

［9］ Benjamin B, Frédéric C, Christine D, et al. Variability of human gait: effect of backward walking and dual-tasking on the presence of long－range autocorrelations［J］. 2014, 42(4)：742－750.

［10］ Zajac FE, Neptune RR, Kautz SA. Biomechanics and muscle coordination of human walking［J］. Gait Posture, 2002, 16(3)：215－232.

［11］ 李旭鸿,范年春,许鑫华,等.长期太极拳和广场舞锻炼老年女性骨骼肌含量、骨骼肌力量以及平衡能力的研究［J］.中国运动医学杂志,2016,35(9)：844－848＋853.

［12］ Gauchard GC, Jeandel C, Perrin PP. Physical and sporting activities improve vestibular afferent usage and balance in elderly human subjects［J］. Gerontology, 2001(47)：263－270.

［13］ 顾燕冲.太极拳的调息与身心和谐［J］.武术研究,2017,2(3)：46－48.

［14］ Eccles J., Amato M., Thompson C., et al. ab0949 autonomic and inflammatory mechanisms of pain and fatigue in fibromyalgia and me/cfs: an interventional study［J］. Annals of the Rheumatic Diseases, 2020, 79（Suppl 1）：1772－1772.

［15］ Lund N., Bengtsson A., Thorborg P.. Muscle tissue oxygen pressure in primary fibromyalgia［J］. Scand J Rheumatol, 2009, 15(2)：165－173.

［16］ Ching L, Chou SW, Chen SY, et al. The aerobic capacity and ventilatory efficiency during exercise in qigong and tai chi chuan practitioners［J］. Am J Chin Med, 2004, 32(1)：141－150.

［17］ 施载煌.打太极拳对神经系统的锻炼作用［J］.鹭江职业大学学报,2003(1)：80－84.

［18］ 吕柳飞.太极拳健身价值研究［J］.当代体育科技,2017,7(25)：183＋185.

文化软实力建构中的中医药
海外传播与发展思考

孙洪刚

改革开放以来,中国物质基础的殷实为国际影响力的扩展以及国际地位的提升创造了条件。在百年未有之世界格局深刻变迁的背景下,中国面临权力、利益等物质因素以及理念、文化、价值等弱物质因素的结构性考验。"软实力"概念的提出者约瑟夫·奈指出文化是软实力发展的重要来源之一[1]。软实力的提升是中国开展对外交往中的一个重要任务。当前,提高文化软实力已经提升到中国发展的重大战略高度,关系"两个一百年"奋斗目标和中华民族伟大复兴中国梦的实现[2]。中国文化积淀深厚、意蕴丰富,构成了中国软实力提升和优化的重要资源。中医药文化是中国璀璨文化的代表之一,集中国古代哲学思想,五行、经脉等学说以及传统药学传承等为一体,对当前中国文化的海外传播、软实力建构发挥着不可替代的作用,尤其是在彰显中国文化特色、阐释文化学理、促进思想和价值传播、增进文化的吸引和认同上具有重要意义。

一、中医药文化海外传播与发展概观

中医药是一个包含中华民族医疗保健文化传统和临床理论以及实践的系统。在跨时空的历史文化交流中,中医药的交流和传播成为中国与周边国家乃至东西方文化交流的重要内容。中医药在其历史发展过程中也不断吸收和借鉴其他国家的医学。由于文化交流与传播的时空条件,尤其是地缘条件以及人缘等因素,中医药在海外的发展与传播经历了不同的阶段。

(一)中医药早期对外交流与传播

秦汉时期,中国与越南的文化交往促进了中越间的医药交流。两汉时期,随着印度佛教传入中国,印度医学中的医学理论、草药卫生、医疗保健等有关内容一并传入中国,对中国医学的后续发展产生重要影响。例如,唐代医药学家孙思邈的《千金方》也曾受到佛教教义、域外医学等方面的影响[3]。唐代义净法师游历印度,带去的中医药为印度当地人服务[4],这些都展现了中国传统中医药发展的开放性和包容性。中医药的早期海外传播主要集中在受中华文化影响的东亚地区,是伴随着古代中国同周边国家的交往与互动而开展的一种文化输出。561 年,知聪携内外典、本草经、《脉经》《明堂图》等典籍途经高句丽东渡日本传授医学,对朝鲜、日本等东亚地区的医学发展产生重要影响[5],这些国家在学习以及借鉴中国传统医药学、方术以及医药机构的基础上吸收中医药文化精髓,融合本土医药学经验,医药卫生发展达到较高水平。唐宋时期中国经济富庶,文化繁荣,对外文化交流进入鼎盛时期。海上丝绸之路上贸易和文化交往密切,为中医药的交流、药材贸易以及运输创造了重要条件。明代时期,中外医药文化交流进一步延续,郑和七次下南洋和西洋,促进了中药的推广与传播。16—17 世纪,中国的医学典籍也开始被译成外文在海外传播[6]。

(二)中医药近代对外交流与传播

近代中国被迫卷入以西方为中心的世界体系后,西方医学传入中国并普及开来。西方文化的冲击也导致了中医文化反思和认同危机。中国国内的革命与动乱加剧了中国向海外的移民浪潮,这也为中医药的海外拓展和传播客观上提供了载体。新中国成立后,中国政府在开展对外医疗援助中注重结合卫生援助实际,发挥中医药在医疗卫生保健中的重要作用,提升在第三世界国家中的国家地位和国际形象的同时也促进了中医药在发展中国家的推广和传播。

(三)全球化背景下中医药的对外交流与传播

改革开放以来中国加快融入全球化进程。中国国际地位的提升促进中国文化的影响力迅速提升。中医药等文化资源也加快了"走出去"的步伐,中国加强了同其他国家以及国际多边机制在中医药领域的合作。通过在一些国家举办中医药展览,举办海外中医药学习培训班,海外留学生来华进修中医药,同联合国 WHO 等多边机制共同建立传统医学合作中心等形式,中医药的认知度和影响力不断提升。在解决全球性公共卫生问题上,中医药的发展也为人类健康安全贡献新的思路和启发。中国科学家屠呦呦领导的研究团队受传统药学典籍的启发成功提取用于治疗疟疾的青蒿素,开创治疗疟疾的中医方法,惠及全球人民健康安全,被誉为"20 世纪后半叶最伟大的医学创举"。在抗击新冠肺炎疫情中,中医药在辅助治疗、康复改善上同样发挥了重要作用。此外,中药中的一些化学成分在抗击特定疾病时,在药理和临床上同样具有良好的效果,进一步增进了中医药的海外认同度。很多国家和地区开办了中医药院校,在俄罗斯、古巴、越南等国中药可以以药品的形式注册。截至2021年4月,中医药已在196个国家和地区得到传播,针灸已在WHO 113个成员国内获得认可[7]。2016年国务院发布《中医药发展战略规划纲要(2016—2030年)》,为新形势下中医药的发展制定了详细规划,也进一步提升中医药的战略定位。根据当代中国与世界研究院对外传播研究中心发布的《中国国家形象全球调查报告2019》,中医药已经成为海外受访者心目中最能代表中国文化的元素之一,在中国海外形象建构中的作用和地位不断提升。中医药在海外的传播与发展,尤其是良好的海外民众认知度,使之成为提升中国文化软实力的宝贵资源。在中国文化形成吸引力和感召力的过程中,中医药的角色不可或缺。但需要注意的是,中医药在海外传播与发展也面临多维度的考验,这也将直接影响中医药在海外的发展前景和中国文化的海外认同。

二、文化软实力建构中的中医药海外传播结构性障碍

文化的海外传播与发展本质是一种精神活动和实践活动的总和。任何一种精神活动和实践活动跨区域、跨文化的传播,由于活动条件、话语环境、形式载体等要素的差异,必然会导致文化间的龃龉、摩擦甚至对立,这是文化海外传播与发展的必经过程。中医药具有中国传统文化、哲学的独特底蕴,虽然在海外迅速发展并有较高的知名度,但其在海外的美誉度和认同度同其日益扩大的影响力并不匹配,这种认知形象的失调制约了中医药在中国国家形象良性建构中的能力和代表性,也制约了中医药在服务人类卫生健康事业上的潜力。

(一) 实践的能动性不足

中医药的海外传播与发展本质上是一种跨文化交流语境下的实践活动,活动的背景和条件由国内场域转向异质环境中的海外,这对中医药在海外的传播与发展,从内容和形式上提出了更高的要求。如果忽视实践活动背景和条件的转换,缺少从实际出发的自觉性,容易导致中医药在海外的"水土不服"。而缺乏自主竞争力和创新性,忽视行业发展的规律性和科学性,则会影响其在海外传播和发展的生命力,加剧海外受众对中医药的负面认知以及认同度的流失,进一步导致生成中国文化的负面形象。

中国文化"走出去"既是中国走近世界舞台中央客观形势的需要,同时也顺应了全球化进程中市场化、商业化的潮流。在此背景的驱动下,中医药成为中国文化海外传播的先行者,但在海外传播与发展过程中实践的能动性缺乏。例如,在全球产业网

络化的今天,良好的产业品牌是一个行业或企业的重要资产,中医药在海外传播和发展的过程中产业化动能不足,缺少培育中医药海外品牌的自身优势,降低了中医药在海外自塑形象的能力和竞争力。相较于韩国的整形美容、印度的瑜伽等文化传播和发展形式,中医药需要培育和发展自主品牌和自身特色。此外中医药的市场化和商业化也催生了更多的海外中医药行业主体,海外的中医药机构和诊所不断增加,从事中医药行业的从业人员中背景也更加复杂,其中也包括一些不具备中医药行业资质的从业人员和从业机构,客观上推广中医药的同时也导致了行业规范的破坏,影响中医药海外发展的质量和水平,降低海外民众对中医药的期待,进一步加剧负面认知的形成。

(二) 文化认知障碍

中医药海外传播与发展也是主观见之于客观的能动活动,文化的差异加剧了海外民众对中医药的认知差异。异质文化的互动强化了自身文化本体性的同时,也客观上凸显文化的相互区别和对立。以中国传统哲学、理念思维为底蕴的中医药在海外的传播与发展必然面临认知挑战。中医追求朴素的“天人合一”自然理念和哲学思维,在方法论上将“人”视为主体,注重调解、协调、平衡,强调人的系统整体性和联系性,具有鲜明的人文性。西方医学的发展体现的是独立个体和部分的思维,从孤立的现象和症状出发,注重近代科学尤其是从原子论、化学科学等微观领域出发来治疗和改造病症。中西医的理念和思维差异也体现在诊疗模式的差别上。与西医体系注重自然科学手段治疗疾病模式相比,中医通过“养”和“防”的诊疗模式在话语权上长期处于劣势。西医疗法在全球范围内的普及和主导不可避免地固化了西医的本位意识,容易对于中医的文化理念和价值产生怀疑和反对,并且在缺少背景认知的条件下,中国独特的医术文化也给中医营造一种神秘感,加之中医药成分和副作用的不确定性[8],中医药也被一些海外民众视为“伪科学”。虽然中医药在解决一些疾病上凭借药理和临床的有效性而得以“正名”,海外医学界开始正视中医药的独特性,但缺少专业知识的海外民众对中医药的接受度和认可度依然有限。

(三) 规范性障碍

中医药的传播与发展是一种科学性和规范性活动,西方医学的长期主导强化了西医的话语权和全球医疗卫生体系的规制权,西医的规范化和标准化又进一步强化了其在医疗卫生体系中的主导权。中医在医疗卫生体系中,以后来者角色参与到全球卫生体系的竞争中,必须适应规范化和标准化要求,这些要求又给中医药在海外的传播与发展造成障碍,体现在一些海外国家在对待中医药上实施的政策和技术壁垒。

例如中药材或中成药中的不确定性成分以及潜在的副作用,导致一些药品很难通过一些西方国家药品监督管理机构的审查和批准,进而难以认证、注册和销售,这也使得中医药进入海外市场的能力受限。此外,动物入药的做法是中药的长期传统,但一些西方国家以及海外非政府组织对动物药做法的长期抵制也成为中医药海外传播的障碍。这些规范性障碍使得中医药难以生成文化渗透力和影响力。

三、文化软实力建构中的中医药海外传播与发展路径

中国文化对外传播与发展需要根据国际形势、外交目标,以及海外文化传播与发展的主客体关系的变化而变化,中医药也要根据文化传播与发展的实践条件、要求以及实践中所遇到的问题,海外民众客体间的差异性不断定位和调整。

(一) 拓展和创新中医药海外传播和发展思路,加快构建具有自身特色的中医药文化品牌

以中医药为载体的文化形式需要在继承和发展的基础上扩大对外交流与传播,在海外传播的过程中要立足于海外民众医疗卫生需求,强化中医药服务性的功能定位而非纯粹功利性导向,避免过度兜售或夸大以中国文化为包装的文化噱头。积极创造文化交流的人文、政策条件,为中医药"走出去"营造有利环境。加大对中医药的科研投入,提升中医药的海外社会价值和文化效益,加快中医药产业化,加强中医药同中国其他文化符号的融合,例如中医药同中国影视、动漫、旅游、餐饮等文化产业的结合,丰富中国文化海外传播的内涵。注重中医药创新,培育具有中医药自身特色的战略和品牌,同时吸收和借鉴其他国家医疗卫生发展经验以及海外传播的成熟做法。丰富中医药传播形式,发挥以政府为主体的官方平台在促进国家间文化交流,以及为中医药传播牵线搭桥的重要作用,同时也注重引导中医药非官方主体发挥对外交流的作用,在海外通过举办中医药会展、学术研讨会等形式加深海外民众和精英对中医药的认识。把握网络信息时代新媒体出现和快速发展的趋势,促进中医药文化同立体化的新媒体信息传播相结合,在卫生健康科普、疾病预防和治疗、保健养生等方面挖掘中医药可视化传播的潜力,开发中医药传播生动化和互动性的新媒体功能。提升中医药文化海外传播的差异性和层次性,例如针对年龄结构较小的青年群体,传播信息资源侧重于中医药在运动健康、保健理疗等方面的重要作用,以提升中医药文化在海外青年中的认知度和接受度。注重声誉、好评、认可等中医药隐形资产,建立和完善中医药海外传播与发展的评估体系,针对传播过程中出现的特定问题健全反馈

机制和双向沟通,使中医药传播更加贴近海外民众,贴近实际,走进民众生活。在应对全球性公共卫生危机中,注重挖掘中医药的独特作用和启示,提升国际社会对中西医的认知和认同,加强中国文化的吸引力。

(二) 注重阐发中国文化和价值意蕴,弥合中医药文化认知的差异

中医药的海外传播与发展由于其文化活动的属性特征,决定了我们在推进中医药海外传播与发展过程中既要关注传播和发展的现实条件,同时也不能忽视文化和理念价值的潜在影响。在中医药海外推广中要注重解读和阐发中医药的文化尤其是传统文化和哲学内涵,在中医药海外培训和教学中必须要融入中国文化和中国哲学内容的讲授,同时要丰富教学和培训形式。例如通过远程视频教学、线上学术研讨等形式突破传统教学和培训时空局限。注重中医药历史文化和现代发展的融合。为扩大海外民众对中医药文化的认知,要鼓励并支持海外民众切身学习、体验中医药文化,提升民众对中医药文化的参与感、体验感,搭建中医药与海外民众间理念、价值相通的桥梁。

中医药典籍是中医药文化、价值理念的文本载体,也是中医药发展和传播的重要依据,推进中医药典籍的跨文化传播也是中医药海外传播和发展的应有之义。在文化典籍的跨文化推广中,加强海内外专业机构的合作,尤其重视运用标准化、读得懂的国际语言展开对文本的研究、翻译和解读。加强中医药同国内外科研机构、院系高校的合作与交流,注重以这些科研平台为依托,培养更加专业性、复合型的人才,在涉及中医药的文本研究、跨文化传播、中西医交流与合作、国外卫生医药研究以及卫生法律规范等方面加强人才储备,可为中医药更好地传播与发展提供重要支撑。同时,在中西医交流与合作中注重挖掘共有的价值和理念,推动中西医形成互为补充和相互促进的认知,凝聚共识和认同。

(三) 加强同海外多元主体的交流合作,积极参与国际准则和标准的制定

中医药海外传播不仅仅与各国政府间的官方主体互动,同非官方主体以及国际组织的交流合作同样是中医药传播的重要内容。继续加强同 WHO 等多边机构在中医药领域的交流与合作,发挥在中医药领域合作的引导和示范效用。同时加强同海外医疗卫生科研机构在医药卫生科学化问题方面的交流与合作。在规范化和标准化的问题上,中医药首先要加强自我规范,完善国内中医药法律体系和制度,同时学习和借鉴国际医药可行性的标准和规则,结合实际推动中医药标准同世界标准的接轨。另一方面,在双多边框架中积极参与国际标准的探讨、制定、可行性研究,争取国际话语权,加强中医药知识产权的保护。随着中国在区域多边机制合作中的地位和话语权不断提升,中国可以积极推动并扩大中医药在多边机制中的交流与合作,例如在"一带一路"倡议、上合组织等机制中加强中医药领域的合作,促进中医药技术和服务的推广,为中医药传播注入动力的同时提升区域卫生治理水平,形成辐射和带动效应。鼓励和支持中医药产业海外投资,加快中医药标准的国际化。

参考文献

［1］约瑟夫·奈.软实力［M］.马娟娟,译.北京：中信出版社,2013：15.

［2］习近平.习近平谈治国理政［M］.北京：外文出版社,2014：160.

［3］朱建平.孙思邈《千金方》中的佛教影响［J］.中华医史杂志,1999(4)：220 - 222.

［4］耿鉴庭,刘从.中外医药交流的一些史实［J］.中医杂志,1958(3)：209.

［5］朱建平.中国医学史研究［M］.北京：中医古籍出版社,2003：322.

［6］岳旭东.中外医药交流的一些史实［J］.中国民族民间医药杂志,2007(3)：132.

［7］李竞平.推动中医药的海外发展［N/OL］.中国社会科学报,2021 - 08 - 05(A08)［2022 - 5 - 27］.http://www.cssn.cn/zx/bwyc/202108/t20210805_5352009.shtml.

［8］张一凡.中医药在海外的传播与前景［J］.文化纵横,2017(1)：60.

太极拳与瑜伽的国际传播比较分析

颜 静

　　太极拳历史悠久,作为我国传统文化的典型代表之一,太极拳随着我国文化传播的步伐逐步走向国际社会。2020 年,太极拳成功被列入《人类非物质文化遗产代表作名录》,彰显着我国文化软实力和综合国力的提升,标志着太极拳的国际传播迎来新的发展机遇。国家体育总局明确提出,应当以太极拳列入人类非物质文化遗产代表作名录为契机,加强我国传统体育项目保护利用和传承,加大太极拳的推广力度[1]。太极拳与瑜伽都是东方文明中最古老的健身术和世界性健身运动,二者均具有广泛影响力和普遍参与度。据统计,太极拳目前已经传播到全球 150 多个国家和地区,受众近 1.5 亿人[2]。与此同时,全球练习瑜伽的人数也达到了一亿多人次,越来越多的人在认识瑜伽,学习瑜伽[3]。近年来国际上引发的"瑜伽热",更引得不少学者开始进行太极拳与瑜伽的比较研究。同为健身锻炼,同样拥有悠久的历史文化内涵,瑜伽的传播迅速且效果显著,这值得我们深入学习和思考。

　　近年来,国内不少研究者开始将体育与传播学结合进行研究,其中就包括太极拳与瑜伽的比较研究,但关于太极拳传播的相关研究多数集中在健身等理论方面,或是局限在太极拳在某地区的传播现状,涉及传播的文献并不多,深入探讨传播问题及原因分析的就更少。冯香红等人[4]指出官方推广太极拳存在的主要问题是抛弃了其与生俱来追求技击之道的高层次特点,而民间机构宣传时又缺乏科学的训练方式,没有完成现代化转型。谭俊[5]比较了太极拳和瑜伽对人体各系统的锻炼效果,并对不同的锻炼人群提出了个性化的建议;温红祥等人[6]对太极拳与瑜伽从文化背景、健身机制、推广定位等多方面进行比较,并且提出了一些太极拳的发展策略;蔡建[7]等在其论文中比较研究了二者的养生价值。刁翔[8]发现相较于太极拳,瑜伽有更多的传播优势,包括以民间传播为主且拥有不少无意传播者,传播内容更多样化,更注重运用网络媒介,受众更年轻化、学历更高、消费能力更强,太极拳传播方式局限,传播效果不足,还有很多地方需要继续完善。为了推动太极拳更好地沿着国际化的方向继续发展,本文将通过比较太极拳和瑜伽在传播学视角下的异同点,分析探讨二者的国际传播效果,最终尝试为太极拳的国际化传播提出建议,希望能够促进我国太极拳的国际传播与有效推广,提升中国在世界上的文化话语权。

一、太极拳与瑜伽的概念及现状

太极拳最早发源于河南省陈家沟,是以中国传统儒、道学中的太极、阴阳等哲学理念为核心思想,结合易学、中医以及古代的导引术和吐纳术,综合各方所长形成的一种内外兼修的传统拳术,动作轻柔圆滑,运动连绵不断[5],能够颐养性情、强身健体,并且能够进行技术对抗,完美诠释了中国古代哲学中"刚柔相济""中正"的思想内涵,体现了中国独特的文化特征。瑜伽是古印度文化中一种有氧健身养生术。瑜伽的英文单词 yoga 来自梵文词根 yuj 或 yug,表示一致、结合、和谐之意,瑜伽能够让人通过将注意力集中,并加以引导、运用和实施[5],达到放松身心、心旷神怡的效果。进行太极拳与瑜伽运动时,练习者通常都会采取胸腹式呼吸,使自身意识集中在呼吸之上,放松身体,使本来烦躁不安、焦躁难耐的情绪逐渐平复,得以平心静气[3]。通过习练太极拳可以保持心情愉悦、增强体质,而练习瑜伽可以增强运动者的自信,提升幸福感,降低抑郁等心理疾病发生的可能性[9]。现有研究显示,练习者通过太极拳或瑜伽运动确实能起到防病健体的效果。同时,这两种运动方式还能够促进人体内脂肪的分解代谢,改善血脂成分,有利于身体健康[10]。

现代瑜伽已经完全融合了现代哲学和健康养生的理论,且结合现代人类的兴趣进行发展完善,得到了各地体育健身爱好者的认同和喜爱,并乐于主动为其推广传播。现代瑜伽在继承传统瑜伽特有的技术理论基础之上,结合大量现代流行元素,充分满足了现代年轻人对健身及塑体的双重追求,甚至成为了时尚的风向标,受到年轻人的喜爱及追捧。现代太极拳本质上还没有脱离传统武术的限制,受到传统的门派、套路、招式等影响深远,其现代化方面欠缺,普及程度远远不够,无法与其深厚的历史文化底蕴匹配。因此,太极拳的传承、创新与国际传播工作仍任重而道远。

二、太极拳与瑜伽国际传播的比较分析

在国际传播中,中国政府与印度政府分别对太极拳和瑜伽高度重视,都将其作为本国的外交名片。在信息化的时代,太极拳和瑜伽均有机构或个人在世界各地设立

练习班或爱好协会,这样的民间传播成功吸引了大批受众。

(一) 传播平台

从传播平台上看,太极拳传播有两大主要渠道:师徒传授和包括报纸、广播、电视、网络等大众媒介传播。其中官方传播者占据重要的地位,传播主体比较单一,官方传播一方面使得太极拳运动更具权威性和标准性,以官方自身的巨大影响力推动人们对太极拳的认识和了解,但从另一方面来看,太极拳传播官方色彩相对浓厚,可能会引起某些受众的反感,且传播过程中机械灌输、生硬推送的现象较为突出,又缺乏有效的反馈途径或交流机制,这就容易造成一定的刻板印象,更有夸大者或阴谋论者会认为传播太极拳为"文化侵略"。到目前为止,太极拳还没有完全进入国外权威媒体的视野,总体上仍处于边缘化的地位。而瑜伽传播除了瑜伽机构以外,就是媒体为渠道的传播,包括大众传播媒介。瑜伽在我国兴起就是得益于中央电视台的传播[10],尤其是各类名人精英的积极练习和推广,更是掀起了全民进行瑜伽锻炼的健身浪潮。同时,由于瑜伽流行于年轻群体之间,年轻人善于使用社交媒体,也乐于分享日常生活,所以其在民间传播更具有优势,许多加入其中的年轻人无意间的分享、评论及转发都为其起到了较好的传播作用。无意间的传播能够吸引受众短暂的兴趣,但更深入的传播还是主要靠专业传播者。

(二) 推广定位

瑜伽向国外推广初始,就处在较高的定位之上,瑜伽练习需要使用瑜伽垫,这就给人传输一种优雅洁净的感觉,且传播内容适用于减肥塑体的女性群体,使得大量女性加入这项运动。相较之下,太极拳主要通过官方传播,招式都已经固定下来,很难进行突破,偏向权威性和专业性,这使得其练习门槛看似高于瑜伽。且其定位于养生健体、延年益寿方面,这样的传播内容难以吸引年轻人,所以其受众在年龄结构上出现了明显的老年化倾向。城市中消费群体主要集中在年轻女性身上,因此二者的推广定位及受众决定了瑜伽更加能够吸引商人的目光,获取投资,从而进行新一轮的传播以吸引更多的消费者,成为一个良性循环。

(三) 营销策略

瑜伽在国际传播的过程中,深入探究了市场营销的要素,并且进行了市场细分,市面上出现了各种各样的瑜伽,如瘦身瑜伽、幼儿瑜伽、孕妇瑜伽、美容瑜伽、亲子瑜伽等不一而足,这直接对准了不同的受众群体,更易将潜在受众转化成现实受众[10],更贴近市场不同需求。在瑜伽的消费市场上,营销热点集中在瑜伽相关的食品、服饰及相关用品等额外产品中,这其中产生的利润足以吸引更多资本加入帮助其宣传推广。而太极拳在这方面表现得就没有如此丰富,尽管市面上也产生了部分相关的企业,催生出一部分太极拳商品和商标,能够取得一定的经济效益,但这些企业多为家庭式经营管理,不足之处较为显著[3],难以吸引外界企业主动投身其中进行大力推广,太极拳的传播多靠政府大力宣传,传播过程中多带有中国标签,这样会使得本身对中国印象一般或不好的群体更加极力排斥,影响传播效果。

三、结论及建议

(一)加强太极拳的科学研究和发展

在印度,一些有地位的权威机构利用现代科技手段从生理、心理和医学等多方面对瑜伽进行深入的研究,以此对瑜伽这一运动形式在防病治病、激发身体潜能等诸多方面的可行性进行评价和验证,而且基于以上研究和数据,现代医学已经引进瑜伽作为患者进行康复治疗的手段之一[5]。与此同时,柔和轻盈缓慢的太极拳运动对改善人类健康水平、辅助治疗慢性疾病、提升生活质量的作用虽然早已在实践中得到证实[11],但我国对太极拳的研究较为分散,很少从学术思想、学科的高度对其运动机制进行研究,缺乏用科技手段对太极拳健身本质及规律进行研究,研究和数据的缺乏便限制了对太极拳的深层次挖掘和创新[3]。因此,我国有关部门应该积极推动科研机构就太极拳对人体产生作用的机制进行深入研究,以此获得科研界和医学界的认可,从学术高度上提高太极拳的国际地位。

当今社会,人们日常奔波于工作,身心疲惫,练习太极拳的目的是健身养生、放松身心。因此进行太极拳的国际传播时就应该着重宣传突出其特有的养生价值,针对现代人们的相应需求,对太极拳各招各式均清楚说明,针对不同的人群推荐练习不同的太极拳招式,并且能够在练习太极拳的过程中讲解其中蕴含的哲学思想和理念,潜移默化地传播中国养生文化[6]。

(二)拓宽太极拳的传播平台,积极开展跨界合作

在如今的新媒体时代,要全面掌握新媒体的结构特征,实现融媒体多资源整合传播,提升太极拳的传播效果。太极拳在进行国际传播时,可以尝试邀请当地的明星或权威人士练习,或是与当地认可度较高的国民品牌进行战略合作,这样可以拉动一大批他们自带的粉丝群体,塑造太极拳健康、活力、年轻、时尚的市场形象。基于全球意识地统筹布局,实现有针对性的、靶向明确的传播。同时,也要加强在互联网上的宣传力度,在 Facebook 和 Instagram 这类的社交媒介上通过段子、小视频等方式进行活

动宣传,还应利用好"世界太极拳月"这一特殊时间段,在 5 月进行大力宣传,使更多的人可以接触、了解甚至练习太极拳。

(三) 优化太极拳的传播内容,进行形式创新

太极拳应效仿瑜伽,改变其推广定位,去除门槛高的刻板印象,努力将其受众人群扩大化。推广传播过程中,不应将太极拳用户群体局限于老年人,应进一步丰富细化其传播内容,针对不同人群和需求进行市场细分,根据自身特点进行创新,从而激发更多的隐藏受众群体。例如,可以利用太极拳能改善青少年心理和生理功能这一特点,开创特定的太极拳招数;或是根据其阳刚外向性针对年轻男性群体开创更具有健身性能的太极拳套路。同时还可以根据其健身作用将复杂的整套太极拳改成短而精的招式,这样既降低了练习者记忆招式的难度,又能达到健身的效果。且传播时要把握力度,减少官方和政治色彩,要创造适应对象国的传播受众语境。

(四) 改善太极拳的营销策略

太极拳的休闲意识未完全形成,即太极拳除促进身体健康以外,应追求更高层次的人与自然的和谐发展、自我完善和健全的终身意识[12]。太极拳虽柔和,但对比瑜伽,它具有更强的技击作用,换言之,太极拳更具有外放性和阳刚性,其营销策略可以对准年轻的男性群体。目前年轻男性的健身运动基本都局限在健身房内,在密闭性的条件下汗如雨下,而太极拳的活动场所多在室外,能与健身房形成互补作用,甚至可以考虑成为男性健身前的拉伸预热准备活动。既然瑜伽已经率先抢占了年轻女性市场,太极拳相比之下也没有柔美的优势,那其目标战略可以转向另一大消费群体——年轻男性,抢占这一大块市场。同时,也可在改变创新形式后尝试在学校内进行宣传推广,吸引青少年群体。且原先已经吸引到的老年群体也不可放松,可占领多类市场,扩大年龄层次,真正成为老少皆宜的健身活动。

四、小结

太极拳和瑜伽都拥有着深厚的文化内涵和历史文化,其健身效果也多有相似之处,但在现代社会中,二者的传播方式和传播效果都呈现出不同之处。太极拳的传播平台主要以官方为主,而瑜伽以民间传播为主要传播方式。面对互联网的普及和发展,传播太极拳时应努力跟上、适应互联网时代的步伐,加强传播。在传播内容方面,太极拳局限于单一固定的招式,而瑜伽的招式灵活多变,更贴合不同人群需求,因此太极拳可调整其传播内容,使其灵活多变又不失健身效果。就受众人群而言,太极拳

的受众集中在老年人,瑜伽受众更年轻化、女性化,且受众的消费能力更高。为了更好地推广及传播太极拳,在保持官方平台传播的基础上,应弱化官方的存在感,加强与互联网平台的接轨,追求现代化;要善于利用民间传播,通过形式创新,改变市场推广定位,吸引更多男性年轻群体,扩大太极拳参与人群的数量和层次,从而达到更好的国际传播效果,使更多人从中受益。

木文针对太极拳的传播现状,从瑜伽传播的成功路径中汲取养分,提出了四条建设性意见,希望能努力推动太极拳的国际传播,提升国家的文化软实力,为树立文化自信提供支撑,并为人类健康的发展贡献中国力量[13]。

参考文献

［1］国家体育总局.体育总局关于印发《"十四五"体育发展规划》的通知[EB/OL].[2022 - 06 - 04].http://www.gov.cn/zhengce/zhengceku/2021 - 10/26/content_5644891.htm.

［2］王柏利.太极拳:一种标识性文化符号[J].西安体育学院学报,2014,31(1):70 - 74.

［3］王葵,傅治华.从"瑜伽热"反思我国太极拳发展道路[J].体育科技文献通报,2010(7):70 - 71.

［4］冯香红,杨建英,杨建营."一个主体,两个分支"的太极拳发展格局探析[J].武汉体育学院学报,2021,55(6):65 - 71 + 87.

［5］谭俊.太极拳与瑜伽健身价值的比较[J].山西师大体育学院学报,2008(23):168 - 170.

［6］温红祥.从与瑜伽的比较谈太极拳的发展策略[J].长春师范大学学报,2014,33(6):104 - 106.

［7］蔡建.太极拳与瑜伽养生价值比较研究[J].少林与太极(中州体育),2014(10):17 - 20.

［8］刁翔.传播学视角下太极拳与瑜伽传播要素的比较研究[D].成都:成都体育学院,2019.

［9］陈小英.论瑜伽的健身价值及其市场化探讨[J].广州体育学院学报,2010,30(2):112 115.

［10］贾利霞.我国健身气功与印度瑜伽传播模式的比较研究[D].曲阜:曲阜师范大学,2012.

［11］姜娟,刘志华,孙爱平,等.太极拳助力健康中国建设的科学支撑与路径研究[J].沈阳体育学院学报,2018,37(4):126 - 132.

［12］赵歆,付郁,胡雁宾,等.太极拳休闲活动发展现状及对策[J].沈阳体育学院学报,2011,30(4):131 - 135.

［13］雷欣,兰坤,曹钰.基于 Citespace 太极拳研究动态与热点可视化分析[J].武术研究,2022,7(5):18 - 21.

中国及东盟食疗文化初探

于 豆

食疗又称食治,是指在中医理论指导下,利用食物的特性或食物与药物之间的相互作用来影响人体功能,促使其保持健康或者康复的一种方法[1]。食疗的概念最早由唐代医家孙思邈提出,《备急千金要方》记载:"夫为医者,当须先洞晓病源,知其所犯,以食治之;食疗不愈,然后命药。"

食物、药物均具有阴阳属性、四气五味、升降浮沉等特性,药物和食物偏性程度明显不同[2]。《内经》记载:食物有酸、苦、甘、辛、咸五种味道,均可分属五行,归属五脏,各有所利,或收,或坚,或缓,或散,或软,使用得当则补益五脏,使用不当则损其五脏。食疗可参照"因时、因人、因地制宜"原则,采用"寒者热之,热者寒之"法则。

一、中国食疗文化的发展概况

食疗是中医药学的重要组成部分。远古时期,自然环境严苛,食物匮乏,为了能够生存,先民们在寻找食物的过程中,逐渐发现一些食物具有疗病的作用,在积累药物的相关知识的同时,也形成了最初的食疗理念。经过几千年的发展,食疗在医学、养生学以及人们的日常生活中,皆占据着十分重要的地位。

(一) 先秦时期

先秦时期是中国食疗文化的萌芽时期。医生被分成食医、疾医、疡医和兽医四类。据《周记·天官》记载,食医"掌和王之六食、六饮……八珍之齐",显示食医负责王室饮食,保证王室成员健康。这反映出在医疗欠发达时期,防御重于治疗。《内经》提出了"食有偏性""谨和五味""饮食有节"的饮食原则,以及"五谷调养,五果辅助,五畜补益,五菜充实"的膳食搭配原则。

(二) 秦汉时期

秦汉时期是中国食疗文化的发展时期,食疗养生著述颇多。《史记·扁鹊仓公列传》记载,仓公淳于意用"火齐粥"治疗齐王病,谓其可调五脏六腑之气机。《神农本草经》载人参、枸杞子、大枣、薏苡仁、生姜等药用食物 50 余种。张仲景在《伤寒杂病论》中提出所食之物与疾病相宜则益体,相害则成疾。其更强调药物和食物的结合,例如当归生姜羊肉汤有养血活血、温阳散寒的功效,乃冬日进补佳品。

(三）隋唐时期

隋唐时期由于政治稳定、经济发展,食疗学思想发展迅速[3]。《备急千金要方·食治》按照果实、菜蔬、谷米、鸟兽四类分类法,收载了药用食物 164 种[4]。《食疗本草》收载食物 261 种,提出许多食禁内容,涉及时令、体质、孕产妇、食量、食法、久食、食物配伍等多个方面[4],如麻雀应十月后正月前食用、甘菊茎应五月五日采,甘菊花应九月九日采等。唐代咎殷的《食医心境》采用食物治疗中风、淋病等内外妇儿及老年人各种病证,食疗剂型、烹调方法多种多样[3]。

（四）宋元时期

宋元时期设立的官办药局编撰《太平惠民和剂局方》《太平圣惠方》等,使食疗的发展上升到新的高度。元末御医忽思慧所撰写的《饮膳正要》是中国第一部营养学专著,从营养学角度提出正常人应加强营养的观点。其记载了宫廷食谱、药膳、食品制作、饮食宜忌及神仙服食方等,主张以食疗为主、药膳为辅,将治疗寓于饮食美味之中,对后世营养学研究产生了深远的影响。

（五）明清时期

明清时期因民间对长寿、道术和方术的热衷以及造纸印刷术的普及,为食疗的推广创造了条件。食疗药膳专著在明朝后期达到 300 部。《救荒本草》专门记载用于救荒的食物,如"野菊花炒肉片""野芹菜炒肉"等。《本草纲目》记载了大量养生、食疗、营养等方面的内容,尤其推崇药粥、药酒养生[5]。

（六）近现代以后

近代中国战乱频发,人们四处颠簸、流离失所,食疗进入低谷期。新中国成立初期,社会生产力低下,人们生活质量不高,认为食疗药膳养生是资产阶级享乐主义,食疗文化研究有所停滞。近年来,随着生活水平提升,食疗养生热潮不断[6],愈来愈受到人们的青睐。

二、东盟食疗文化的发展概况

关于东盟国家食疗发展史,文献记载不多,只能通过零散的记录,了解东盟国家古代医疗及食疗发展状况。古代中国和东盟国家之间的中医药交流开始于秦汉时期,结束于清朝前期[7]。

(一) 越南

早在4 000年前,越南古人已学会使用草木防治疾病,如喝绿茶以清热解暑;用石榴根、紫苏梗或五倍子涂牙防治牙病;喝姜汁应对潮湿环境;蒌叶、薏苡仁或熟石灰治疗疟疾等,这些成为越南传统医学形成的基础[8]。秦始皇统一六国后派兵征服岭南,下辖越南北部之地,中医药传入越南[9]。《齐民要术》中引用《南中八郡志》言:"交趾好桔……不可多啖,令人下痢。"这显示此时越南已有饮食宜忌思想[7]。隋唐时期,得益于开明的对外政策,《内经》《脉经》等医书传入越南[10],和当地传统医药融合发展,形成了东医药体系[11]。被后世尊称为"南药圣"的慧靖著有《洪义觉斯医书》,二卷收载了中国药品630余种,13种越南药品,37种古方[12]。历史上,中国和越南同属汉字文化圈。越南农历新年必备的食物是以猪肉、绿豆沙为原料的年粽,并佐酸菜、炝拌苤蓝等帮助消化。由青香蕉、黄柚子等水果组成的五果盘,食之可以调理肝脾,如青香蕉与肝的五色相对应,黄柚子味甘而辛,可治消食、去肠胃中恶气[13]。

(二) 柬埔寨

古代东盟国家受医疗条件和知识水平的限制,依靠巫师治病保健[14]。据记载,真腊国(今柬埔寨)北部多山,南部多水,天气尤热,易有疫疠之气,每五六月疫气盛行,取白猪、白牛、白羊置于城西门外祈祷祭祀[15]。中国与柬埔寨两国间的往来开始于汉代,位于扶南的俄厄是东西海上交通联络的枢纽[16]。吴哥王朝统治期间,柬埔寨国泰民安,盛产名香,"最产名香……诸蕃国香所不及也"。真腊国人有涂擦香药的风俗,可以掩盖汗臭,同时涂抹腰肾可散其寒气。元代周达观《真腊风土记》记载了当地的医疗卫生习俗,如"寻常有病,多是入水浸浴及频频洗头""大枫子榨油可治疗癞病""孕妇产后,热饭拌盐,置于阴户一昼夜,以此产中无病"等[17]。

(三) 印度尼西亚

2 000年前,中印(尼)之间已有贸易往来,中药材也随之传入印尼,如干良姜、川芎、茶叶、白芷等[18]。《本草纲目》记载:诃陵国(今印尼)舶主李摩诃曾传授一药方给郑相国,用破故纸(补骨脂)十两和胡桃瓤二十两浸泡去皮,细研和蜜如饴糖,平旦以酒调和服用,可延年益寿、强健筋骨。《新修本草》记载:"龙脑香及膏香……出婆律国(今印尼)。"龙脑香粉可用于唐朝宫廷中大暑天食用的清风饭中[19]。苏吉丹国(今印尼)在宋代时已经懂得"荔枝晒干可治疗痢疾""蔗汁入药并酝酿成酒""种采胡椒之人若有头疼,食用川芎可缓解"[20]。明清时期,中医师苏当已会运用当地的番红花、椰子油及檀香等药材制成一种专治外伤的药物。噶喇吧(今印尼)将黄梨、黄瓜作为清凉之药[14]。

(四)泰国

在素可泰时期之前,泰国古人已学会运用传统医药治疗某些常见疾病,泰国传统医学的主要思想是维持风、火、水、土四元素之间的平衡,平衡一旦被打破,人们就易患病[21]。南宋末年抗元失败后,一些潮汕人出逃至暹罗湾,中医药开始在泰国流传[22]。暹医提倡"多攻泻、少补益",认为搅蛆是治疗小儿疾病的唯一方法。"曾见搅蛆数日而发热咳嗽如旧,一经中医辨证施治,一二剂而见愈者,比比然也"[23],可见中医药的传入,弥补了暹医和西医的不足。《本草纲目》中记载暹罗:"有积病者,饮一二杯烧酒即愈且杀蛊。""酒以烧酒复烧二次,入珍宝异香…取出用之。"泰国一年分为凉季、夏季、雨季三季,全年最低温也有30℃,所以他们喜食刺激性强、可激发食欲的辣酸甜味食物。

马来西亚、文莱、老挝、菲律宾、新加坡其他东盟国家的食疗文化在古籍中记载甚少,还需要不断研究发现。

东盟国家医药水平发展参差不齐,不能一概而论。在古代,与东南亚国家的医疗水平相比,中医居于领先地位。从秦汉开始,中国与东南亚国家逐渐进行文化交流,相互促进,对医药有了更深的认识。以郑和下西洋为先导,中国与东南亚国家的中医药交流进一步加深和扩大。郑和作为中国航海第一人,其船队沿航海路线远达非洲东海岸和红海沿岸,给沿途各国带去了中国本土的人参、肉桂、大黄、茯苓、生姜等中药材。同时,将西洋各国珍贵的药材引入中国,经过种植与栽培,其中大部分被后来医者广泛运用于医疗实践中,如白檀香、黄熟香、沉香、犀角、象牙、紫梗、燕窝等[24]。随后华人华侨大量移居东南亚,中医药文化在当地得到了更好的传播。

三、中国-东盟食疗的前景展望

进入新世纪,人们的健康观念已发生了重大改变,不仅仅只停留于温饱,更关注健康。据美国、德国学者研究表明,在21世纪,营养学将变成高校里的热门专业[25]。中国食疗内容丰富多彩,开发创新的潜力很大。新时代,人们饮食结构改变、食材产地变动、非天然食品出现,对于食疗,我们不能只照本宣科,而是要在传承的基础上,结合现代医学知识开拓创新,使之满足大众健康需求。中国食疗药膳与西方现代营养学相比较,兼顾食、养、医三者,更注重于身体内部的调理,并具有色、香、味、形、效的优势,这为中国食疗药膳走向世界创造了条件[26]。但是,中国食疗药膳在研究发展上依然存在着不足,如无权威的生产体系标准和从业规范、食疗药膳安全可靠性缺乏标准等[27]。

近年来,越来越多的东盟国家承认中医药的合法地位[28],并且已经开始重视食疗药膳研究。东南亚的华人华侨占世界华人华侨人口的80%以上,相似的文化背景与生活习俗让中医药文化在东盟地区得到认可[14],这也为中国-东盟食疗文化交流提供了基础。例如:越南的中药店已多达200家,小规模的个人中医诊所更是到处可见[11]。越南政府鼓励中越在进出口传统医药方面使用人民币直接进行交易,并且享有一定的优惠[29]。中国-东盟食疗药膳学术交流活动也举行过多次,方式多样,这反映出食疗药膳国际化的趋势。

中国-东盟自贸区的运行和"一带一路"的建设促进了中国与东盟各国的友好交往,真正实现了互利共赢。据统计,2018年中国-东盟互访人数超过5 700万人次,互为最大的国外旅游目的地和客源地[30]。游和文化的关系是非常密切的,它们有着天生的亲和力及强大的融合性。食疗文化亦是如此,双方能够在交流中产生碰撞,继而得以发展创新。

［1］金炳镐,李自然.中国的食疗药膳文化［J］.黑龙江民族丛刊,2001(4):86-93.

［2］赵润栓,王佳佳,胡坤,等.辨体论治当"食药并举,食养为先"［J］.中华中医药杂志,2011,26(2):228-230.

［3］郭丽娃.试论唐代食疗学的发展［J］.北京联合大学学报,1994(1):67-71.

［4］谷英敏,柴可夫,马纲,等.历史上有代表性的食疗典籍初探［J］.中华中医药杂志,2011,26(4):646-649.

［5］邓小英.《本草纲目》的养生思想研究［J］.江西中医学院学报,2007(2):19-20.

［6］张志年.浅析食疗药膳的发展前景［N］.中国食品报,2014-08-12(008).

［7］冯立军.古代中国与东南亚中医药交流［J］.南洋问题研究,2002(3):8-19+101.

［8］赵少钦,周青,孙永林,等.越南传统医学发展现状及对策研究［J］.亚太传统医药,2017,13(11):1-3.

［9］周伟民,胡冬裴.中医学对越南传统医学的影响——兼论越南传统医学的医家医著现状［J］.中医药文化,2013,8(2):53-56.

［10］陈玉龙.中国和越南、柬埔寨、老挝文化交流［M］.厦门:厦门大学南洋研究院复印本.697.

［11］者荣娜.中国与东南亚国家中医药服务贸易合作机制构建——以越南、新加坡和印度尼西亚为例［J］.亚太传统医药,2020,16(10):14-18.

［12］蔡捷恩.中医药学在越南［J］.福建中医药,1993(1):47-51.

［13］刘永山.《本草纲目》新校注本［M］.北京:华夏出版社,2008:1058-1059+693-694+1024.

［14］冯立军.古代东南亚各民族医药卫生习俗述略［J］.世界民族,2004(6):70-76.

［15］魏徵.《隋书》卷八十二《南蛮传·真腊》［M］.北京:中华书局,1982:1837.

［16］冯立军,夏福顺.略述清代以前中国与柬埔寨的香药贸易［J］.南洋问题研究,2011(2):89-96.

［17］周达观著,夏鼐校注.真腊风土记校注［M］.北京:中华书局,2000,132+148.

［18］蔡捷恩.传统医学在印度尼西亚［J］.中国中西医结合杂志,1992(8):502-504.

［19］温翠芳.汉唐时代南海诸国香药入华史研究［J］.贵州社会科学,2013(3):139-144.

［20］赵汝适,杨博文,诸蕃志.苏吉丹国条［M］.北京:中华书局,1996:61.

［21］徐冬英.泰国传统医药述评［J］.中医药学刊,2003(9):1597.

［22］冯立军.清代以前中泰中医药交流［J］.南洋问题研究,2004(4):71-78+98.

［23］杨文瑛.暹罗杂记［M］.上海:商务印书馆,1934.

［24］黄省曾,谢方.西洋朝贡典录校注［M］.北京:中华书局,12+17+29.

［25］苏芮,庄庭怡,苏庆民,等.东南亚"一带一路"沿线国家中医药政策及市场调查［J］.环球中医药,2018,11(9):1376-1378.

［26］张志年.浅析食疗药膳的发展前景［N］.中国食品报,2014-08-12(008).

［27］徐茜,王明兴.浅析中国食疗药膳研究进展［J］.饮食科学,2017(14):79.

［28］崇为伟,文庠.国际化视域下东南亚中医药教育概述［J］.亚太传统医药,2017,13(21):1-3.

［29］李得运,于志斌.2017年我国中药材进出口情况分析［J］.中国食品药品监管,2018(5):31-34.

［30］王勤,赵雪霏.论中国-东盟自贸区与共建"一带一路"［J］.厦门大学学报(哲学社会科学版),2020(5):99-106.

浅析中医症状术语标准化及国际化的
研究现状与发展策略

倪　菲

中医药学是我国具有独特魅力与优势特色的一门科学,同时也是中华民族优秀文化的重要组成部分之一,更是世界医学宝库中的一块瑰宝[1]。而中医药学科的术语也被称为中医药核心理论的精髓和基础。概念清晰并且规范统一的中医药学科术语[2]对于中医药学知识的传播,进行国内外中医与中药的交流,多学科与多行业间的交叉沟通,中医药科技成果的大力推广使用以及学科技术的深度发展,中医药书刊和相关教材的编辑出版,尤其是对中医药现代化、国际化发展及中医药相关国际贸易出口等都具有十分重要而深远的意义。国家科学技术管理部门和国内外专业学术组织对中医药常用基础名词术语的规范化、标准化与国际化工作一直都高度重视,并已经开展了具有显著成效的工作。中医药名词术语标准是学科成熟程度的标志之一,也是最高层次科研成果的体现,更是规范中医药行业发展的重要技术制度指标。世界中医药学会联合会国际组织(WFCMS)已经发布了《中医基本名词术语中英对照国际标准》(第1版);WHO也很早发布了《西太平洋地区传统医学名词术语国际标准》;国际标准化组织(ISO)于2020年3月发布了ISO18662-1:2017《中医药-术语-第一部分中药材术语》;我国于2006年颁布了GB/T 20348-2006《中医基础理论术语》[3]、GB/T16751-1997《中医临床诊疗术语》[4]、GB/T 30232-2013《针灸学通用术语》、GB/T 12346-2006《腧穴名称与定位》及GB/T 13734-2008《耳穴名称与定位》五项中医药术语国家标准,现在正进行GB/T 20348-2006《中医基础理论术语》国家标准的修订申报工作。

一、中医症状术语标准化与国际化的研究现状

中医症状是中医进行临床诊疗疾病与辨证论治的主要依据,其术语规范化与标

准化更是信息化时代实现全球诊疗信息共享的前提和基础,中医术语学是一门新兴的交叉学科,只有使用规范的中医症状术语才能提高诊疗信息数据的质量。伴随着"互联网移动＋中医药诊疗"这一理念的提出,中医药术语规范化与标准化的呼声也日渐增高,而症状术语尤其是临床症状术语标准化则是建立中医药技术标准体系的重要基石[5]。早期的中医临床症状术语研究取得了一定的成果,相关的国家标准与团体标准的制定,中医药学名词审定委员会组织的成立,以及一些相关教材和症状学专著的出版,或多或少都涉及中医症状的表述,为其术语标准的研究提供了基础数据和基本框架。

然而目前国内外对于中医症状术语的研究仍旧多建立在证候的基础上,严重缺乏针对症状本身的研究[6],并且对于症状本身的量化较少且不系统,降低了中医临床诊断疾病的准确率,也极大地阻碍了中医症状术语标准化前进的脚步。由于中医临床症状数量较多,为方便检索与查询,进行科学合理地分类及搭建中医症状术语数据库就具有现实而深远的意义。

二、中医症状术语标准化及国际化研究方法与发展策略

构建中医症状术语知识体系框架并形成专家共识是现阶段中医症状术语标准化与国际化研究发展的核心内容,术语条目数据库的建立可以采用模糊系统评价的方法[7],而达成共识的方法则包括专家会议、德尔菲法和深度访谈等。其中德尔菲法是一种很常用的方法[8]。本文主要从提取中医症状原始词语、运用模糊模式识别统计法构建出中医症状术语条目数据库、德尔菲专家咨询法建立中医症状术语知识体系框架、中医症状术语标准的国际化推广四个方面阐述如何形成有影响力、专家公认并可向国际推广的中医症状术语标准。

(一)文献研究法结合真实世界研究数据提取中医症状原始词语

首先提取真实世界门诊患者的研究数据,同时结合全面查询搜集到的相关标准和规范性的权威文献及教材、学术期刊等普遍认可的文献,在对以上真实世界研究数据与原始文献进行科学评价后,选取符合条件患者的症状描述、古代文献、标准类文献、权威辞书等为数据源,提取纳入本项研究真实世界数据及文献资料中的所有中医症状原始词语。

(二)运用模糊模式识别统计法建立中医症状术语条目数据库

模糊统计方法体系是由各种互相联系的具体模糊统计方法组成的有机系统[9]。

而术语及其定义的不确定性是指由于认知的有限而对复杂多变的客体术语难以准确预测[10]。目前国内外关于不确定质量特性方面的研究主要以模糊理论为基础,用隶属度替代传统的布尔逻辑,主要以解决模糊重叠和划分不清的原始资料的量化处理问题为主,因此可以将 Murat Gulbay 和 Cengiz Kahraman 提出的直接模糊统计方案引入,进行建立中医症状术语条目数据库[11]。将提取的原始中医症状词语根据模糊集理论首先设定中医症状术语条目的论域及模糊子集。然后遵循术语命名的准确性、单义性、系统性、简洁性、稳定性与派生性原则,运用模糊模式识别方法初步建立起模糊中医症状术语条目数据库,将模糊术语条目数据库中的最优术语条目值与其余欠优的术语条目值进行相互比较,运用模糊模式识别统计法确定条目评价值与评价术语条目值之间的函数关系[12],采用模糊模式识别统计法中隶属度赋值法进行量化,以最大程度增加中医症状术语体系的准确性[13]。其后进行数据提取、分类整理和系统分析后最终建立中医症状术语数据库(图2-6)。

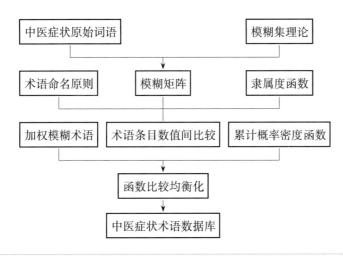

图 2-6　模 糊 统 计 流 程 图

(三)德尔菲专家咨询法构建中医症状术语知识体系框架

Delphi 法,中文将其译为德尔菲法、特尔斐法及德尔斐法等,我们现在常用的德尔菲法是一种匿名专家评分法或称为专家咨询法[14]。这种方法主要具有匿名性、反馈性和统计性等多个优点。本方法已在医疗、互联网技术及教育等多个行业中得到广泛应用,因此中医症状术语标准化研究也可以借鉴德尔菲法。

1. 编制专家调查问卷　调查问卷是德尔菲法实施的依据和基础,具备科学性、系统性、可操作性与简洁性等特点,可以是纸质的、电子的或基于网络系统。问卷咨询表根据通过模糊统计法建立的中医症状术语条目数据库,综合国内外已有的主要观点,形成条理清楚的中医症状术语体系框架。在实施过程中,如果专家认为有必要添加术语条目,要允许专家进行添加并说明理由。专家问卷咨询表主要由固定型与开放式的问题组成,围绕所研究问题及前沿热点,以及研究相关的背景资料,采用匿名方式进行问卷调查,目的是收集中医症状领域内权威同行专家的反馈信息。

2. 构建咨询专家组成员 德尔菲法解决的问题主要属于标准不确定和主观性较强,因此咨询组专家的构成是否合理、知识结构和领域的权威代表性则对研究结果有直接的重要影响,同时也是德尔菲法成功与否的关键。因此在中医症状术语标准化研究中咨询组的构建尤其注重3个相关要素:① 咨询专家的专业结构。德尔菲咨询法成败的关键因素之一取决于挑选专家的学术造诣[15],一般要选择在所咨询研究的领域有较高的学术经验,并且对该项研究很感兴趣的专家。② 咨询专家的数量规模。咨询组成员的数量应该要达到一定的规模才使统计结果更可信,因此确定该项研究咨询专家的数量最少为30人,且参加第二轮咨询的专家数量应该少于第一轮。③ 依从性。在发出问卷调查邀请时已经明确咨询需要的轮次及填报截止的时间,尽可能让专家知情并确保能够参与整个德尔菲调查过程。

3. 实施调查的咨询方式 中医症状术语标准化研究实施过程中,宜选择纸质问卷+电子邮件+网络系统综合途径。由于纸质问卷通过邮寄方式反馈,耗时长、成本高、数据录入有一定难度等,因此仅对小部分专家采用此种方式。将问卷表以电子邮件方式发送,不仅可以节省时间和成本,并且对技术要求不高,可操作性较好,但却存在信息反馈不及时和数据分析效率不高等问题。因此搭建基于互联网移动的德尔菲问卷调查系统平台,可以实现快捷、高效与高反馈等显著优势,国际上目前已有类似软件正在应用,可在此基础上进一步完善适合中医症状术语规范化与标准化研究的软件系统。对每条症状术语条目的重要性进行评估,主要采用"9分"评分法:1~3分表示不重要,4~6分表示较重要,7~9分则表示非常重要,专家要对每一个术语条目进行定量打分或按等级排序[16]。最后课题组将已经编制好的调查问卷通过信件或电子邮件的形式发送给专家组成员进行调查。

4. 回收、汇总和分析信息 在每一轮德尔菲征询过程中,尽量要求各位专家于2~3周反馈,以保障效率。对问卷咨询表进行甄别与判断,以剔除无效的反馈,同时在每轮征询结束回收时计算出每位参与专家的积极系数,并适当调整咨询专家组的成员结构,以提高最终研究质量和效率。然后汇总、整理和分析各位专家给出的反馈信息,以此为依据制定出第二轮调查问卷咨询表,再次分发给各位专家同时还要附上第一轮的结果。为了确保研究结果的真实有效性,在两轮专家调查中意见没有达成共识的情况下,也必须明确说明停止征询意见的理由[17]。

5. 规范数据统计分析　两轮咨询均进行了反馈信息分析,包括每个术语条目的评分情况以及集中程度。分析每个术语条目评分的均数或中位数、最小值和最大值,同时统计报告不同分值的共识情况。如果一个术语条目的集中度达到75%以上即认为基本达到共识。在中医症状术语标准化研究中,还应计算某一术语条目的变异系数,评价各语条目的共识程度。

6. 整合处理专家意见并形成调查报告　两轮德尔菲专家咨询结束后形成分析报告[18],并发送给研究顾问和核心专家组审核。核心专家组审核研究报告,根据指标重要性和集中度,形成中医症状术语标准初步意见,为召开专家组共识会议做准备。在中医症状术语标准中,术语条目得分平均值小于3分且差异系数较小的代表着不重要,不用提交至共识会议进行专家讨论。

(四)中医症状术语标准的国际化推广

ISO 的 25 个创始国之一就包含中国,中国一直积极参与国际标准的制定工作,成绩突出。依托 ISO 平台,中国自主关键技术和重要技术标准不断提升为国际标准新领域和新标准,尤其是 2009 年,中医药正式成为 ISO 国际标准化新工作领域,为中医药的国际交流搭建了新的平台。国际标准的制定适应中国中医药学产业的发展和国际贸易出口的需求,有利于规范中医药行业管理,为中国与"一带一路"沿线国家开展中医药合作提供了发展机遇。将形成的中医症状术语标准按照 ISO 标准编制原则进行术语释义的英译,并进行国内外专家论证,最后提交 ISO/TC249(国际标准化组织/中医药技术委员会)审核,将中医症状术语标准向国际大力推广。

三、结语与展望

目前中医症状术语标准化研究在国内外没有太多相关经验参考,需要结合中医症状特点、中医术语学、语言学与统计学制定出适应的研究流程和方法学[19]。然而,不同领域与学科可能面临不同问题和需求,标准的相关内容和技术要求也需要在实践中不断调整完善。中医症状术语标准化与国际化任重而道远,中医症状术语体系框架及标准定义的形成是一个系统工程,需要多学科专家长时间的协作攻关。当前,国内外从事中医症状术语标准化研究的专家和团队还较少,为了推动该研究进度,保障研究的质量,需要不断加强方法学培训,培养更多中医症状术语标准研究方面的人才。构建中医症状术语数据库,为以后制定国家标准奠定基础,进而推广到国际标准。中医症状术语内涵的规范化与标准化可以应用于指导中医临床实践与诊断疾病,有利于全球中医药产业的不断融合创新与发展,更有利于中医药标准化学科的教学、科研和国际化。

参考文献

［1］雷新霞,王志国,赵汉青.中医症状、体征术语规范化研究路径探析[J].环球中医药,2017,10(3):340-343.

［2］吕爱平.中医药标准化基础知识与应用[M].北京:中国中医药出版社,2017.

［3］GB/T20348-2006 中华人民共和国国家标准·中医基础理论术语[S],2006.

［4］GB/T16751.2-1997 中华人民共和国国家标准·中医临床诊疗术语[S],1997.

［5］王志国,王永炎.制定《中医临床诊疗术语·症状体征部分》国家标准的重要性和迫切性[J].北京中医药大学学报,2007,30(11):729.

［6］骆真.中医症状的分类研究[D].济南:山东中医药大学,2012.

［7］侯世旺,朱慧明,夏莉.基于模糊统计的不确定质量特性过程能力指数计算模型[J].统计与决策,2016(1):22-24.

［8］张冬,张明妍,郑文科,等.中医药临床试验核心指标集构建及德尔菲法实施规范[J].中医杂志,2017,58(1):20-22.

［9］黄诒蓉.模糊统计方法体系的构建[J].统计与决策,2002(12):6-7.

［10］侯世旺,朱慧明.基于模糊统计的不确定质量特性控制图研究[J].统计与决策,2016(16):25-28.

［11］Gijlbay M, Kahraman C. An alternative approach to fuzzy control charts:direct fuzzy approach[J]. Information Sciences,2007,177(6):1463-1480.

［12］贾默然,张梅,郭文彪.模糊统计耦合子直方图加权均衡化的图像增强[J].计算机工程与设计,2016,37(5):1319-1324.

［13］马万元,耿秀丽.基于概率统计的模糊隶属函数计算研究[J].数学理论与应用,2016,36(3):93-100.

［14］王少娜,董瑞.德尔菲法及其构建指标体系的应用进展[J].蚌埠医学院学报,2016,41(5):695-698.

［15］Brownb. Delphi process:a methodology using for the elicitation of opinions of experts[J]. Rand Corporation,1987(9):39.

［16］曾照云,程安广.德尔菲法在应用过程中的严谨性评估-基于信息管理视角[J].情报理论与实践,2016,39(2):64-68.

［17］Barrynh. Nonparametric statistics[EB/OL].[2015-03-25].http://faculty-staff.ou.edu/B/Nancy.H.Barry-1/non-par.html.

［18］王丰,潘国伟,任苒,等.应用德尔菲法和层次分析法构建丙型肝炎健康教育评价的指标体系[J].中国健康教育,2016,32(7):593-596.

［19］刘和平,许明.国外术语工作及术语立法状况[M].北京:商务印书馆,2017.

马来西亚与新加坡的中医执业比较研究

王艺积

马来西亚和中国自千年前开始传统医学友好交流,18 世纪末期,第一家中药店和中医诊所等中医药设施在马落地,1974 年 5 月 31 日两国正式建立外交关系。2004 年马来西亚政府成立传统与替代医药部门(Bahagian Perubatan Tradisional dan Komplementari),在参与的八位传统医药组织代表中,中医组织人员便有 3 名。本文通过解读整理马来西亚国会颁布的《2016 年传统与辅助医药法令》,为更多中医药服务领域从业者了解马来西亚的执业要求提供参考,并对比新加坡的中医执业规定提出适当的建议。

一、马来西亚传统和补充药物法规

马来西亚的中医执业法规《2016 年传统和补充医学法》以及后续依据该法案制定的补充条文。《2016 年传统和补充医学法》(*Traditional and Complementary Acts 2016*)[1]是马来西亚传统和补充医学从业人员需遵从的法律法规,包括传统和补充医学委员会、一般行政、传统和补充医学从业者注册、注册的从业人员的义务和责任、纪律处分程序、患者权益、传统和补充医学从业者团体和执法等九节内容。该法案于 2016 年生效施行,同时 1998 年颁布的旧法案私人医疗保健设施和服务法废止。2021 年马来西亚卫生部颁布了《2021 年传统和补充药物法规》(*Peraturan-Peraturan Perubatan Tradisional dan Komplementari 2021*)[2],自 2021 年 3 月 1 日施行,作为 2016 年法案关于从业者注册、登记、纪律处分程序的补充条文。

(一)中医执业管理部门

马来西亚传统和补充医学委员会(Majlis Perubatan Tradisonal dan Komplementari)(以下简称"委员会")根据该法案第 4 条规定得以确立,并于 2017 年 1 月首次召开理事会会议,负责马来西亚传统和补充医学的规范和提供相关服务事宜。该委员会可为卫生部部长提供关于传统和补充医学实践相关的国家政策事宜的建议,帮助完善传统医学法律法规;确定每个传统医学领域所需的实践资格;确定适当的学历和证书;确定必要的学徒和培训;进行传统医学执业者注册和制定执业行为准则等职能和权力。

(二)中医执业注册要求

马来西亚的传统医师执业申请需要先进行临时注册完成相关要求,才能注册成为从业者。拥有规定的认可资格或满足该实践领域的经验要求则拥有注册成为从业者的资格。

根据2021年补充法案附表3的阐述,申请成为一名中医药领域的从业者,在中草药、针刺和艾灸、拔罐、推拿四个子领域执业,需要获得以下任意一种学术资格:① 中医学学士学位或者委员会认可的同等学力。② 针灸或推拿学士学位或委员会认可的同等学力。③ 拥有马来西亚的15所传统中医药院校之一的中医文凭,并且入学时间必须在1955年1月1日至2009年12月31日。或者符合委员会的经验要求:具备从事该领域中医药领域10年及以上的工作经验。

2016年法案第22条临时注册相关规定要求有意在规定的传统医学领域行医的人员,必须向委员会申请临时注册为执业医师,同时将规定的表格发送给注册官,并且向委员会提交相关证明文件,包括身份证核证副本、学位或文凭的副本以及证明培训经验的文件副本,经核验并符合要求后委员会将出具临时注册证,应注意临时注册从业人员不受委员会施加的限制和条件约束。在获得临时注册证后从业者必须在马来西亚任何经委员会批准的医院或机构接受不少于一年的培训课程,如果委员会对其表现不满意,拥有将培训课程暂时延长不超过一年的权力。若是培训期限和延长期限均未完成,则会取消该从业者的临时注册,除非该从业人员在公认的执业领域中具有丰富的经验和知识,以及匹配该领域的医学技能,这一条件下从业者需要向委员会豁免证明申请以获得豁免证书。2016年法案第23条规定表明在完成临时注册申请,拥有完成培训要求、取得豁免证书或者在本法生效前作为控制执业领域的机构从事或履行其职能的从业者团体注册的从业者三项资格的任意一种,并完成相关费用的缴纳,则可通过提交申请在一个或多个可执业领域注册。

(三)中医执业情况

根据马来西亚国家卫生人力资源概况(2015—2018年)统计,2016年中医药领域的从业者数量达到7 655名[3],目前已超过此数量并且大多在私营机构提供中医诊疗。此外,马来西亚政府认证马来西亚华人医师协会为中医执业机构,根据其会员名单可以计算马来西亚注册的包括针灸师、中医师、中药师、传统治疗师在内的中医药执业人员,此名单涉及14个州,计算后统计结果如表2-2[4],总计会员3 116人。

表 2-2　马来西亚 14 个州华人医师协会会员数量统计（单位：人）

地　区	柔佛	吉打	吉兰丹	吉隆坡	马六甲	森美兰	彭亨
人员数量	847	95	12	179	142	130	90
地　区	霹雳	玻璃市	槟榔屿	沙巴	沙捞越	雪兰莪	登嘉楼
人员数量	350	15	479	178	281	309	9

目前马来西亚共有 15 所公立医院可提供中医药服务,包括吉打苏丹娜巴希亚医院(Hospital Sultanah Bahiyah, Kedah)、雪兰莪双溪毛糯医院(Hospital Sungai Buloh, Selangor)、布城医院(Hospital Putrajaya, Putrajaya)、吉隆坡蕉赖康复医院(Hospital Rehabilitasi Cheras, Kuala Lumpur)等均可提供针灸治疗,并规定针灸的适应证包括慢性疼痛、化疗引起的恶心和呕吐、脑卒中。其中可提供中药作为癌症患者的补充治疗的医院仅有 4 所[5]。

二、新加坡中医执业规定

近年来中医药在新加坡政府的关注下不断发展,如改革中医药临床医疗体系、允许注册医院和疗养院提供重要服务,同时加强中医执业者管理及注册等积极措施不断实施,中医药业快速发展[6]。2000 年,新加坡议会便通过了《中医法案》(*Traditional Chinese Physicians Act*),法案要求所有的中医(包括针灸师和中医医师)均需在中医执业委员会(TCM Board)注册,且必须持有有效的执业证书。根据 2020 年修订版《中医法案》,整理总结中医从业者的执业要求。

(一) 中医注册要求

新加坡的中医从业者执业需要参加由中医执业委员会举办的新加坡中医注册医师考试(STRE)。因为考试要求不同,中医注册可分为正式注册和有条件注册。正式注册为参与并通过每年一次的新加坡中医注册医师考试,可以在新加坡任意认可的中医领域执业。有条件注册为在有正式注册执照的中医药人员监督下,完成在认可的中医机构全职执业 3 年后,只有一次机会参与新加坡中医注册医师考试。

新加坡国外的考试申请人需具备学术资格和实践经验。新加坡对学术资格的认可包括:① 完成由本地中医院开办的兼读制或全日制中医文凭,包括新加坡中医学院和中国医学研究所。② 在中华人民共和国取得中医院校五年全日制中医学士学位。

新加坡对实践经验的要求为：① 没有外国注册证书及执业证书的新加坡公民，需要在当地认可的中医机构临床实习，其中临床培训时间要求在403小时以上。② 拥有外国注册证书和执业证书的新加坡公民，需要持有证书和当前的良好信誉证书，以及完成新加坡中医机构至少一年有条件注册的中医临床实习。③ 拥有外国注册证书和执业证书的新加坡永久公民，需持有认可证书和当前的良好信誉证书，需证明会受雇为中医医生和会在新加坡全职中医实践，需在认可的中医机构积累足够的中医临床经验，并担任"副主任医师"或更高职位，或是在认可的国内中医机构完成至少3年有条件注册的中医实践。④ 具有杰出技能和丰富专业知识的国外申请人，除去认可证书、良好信誉书和受雇证明外，需具有中医执业委员会认可的优秀中医技能和专业知识，并需在认可的中医机构积累至少15年的中医临床经验，且担任至少5年的"主任医师"，或由委员会根据个别情况，根据特别突出的技能和专业知识作出具体考虑[7]。

三、结果和建议

通过对马来西亚和新加坡的中医执业要求进行整理，可以发现马来西亚没有单独的中医执业法规，应该注意的是马来西亚没有中医注册医师考试，并且相比新加坡的中医执业要求，马来西亚在许多注册要求上比较模糊。依照马来西亚的中医执业情况，提出以下建议。

（一）推进中医执业法规完善

相关法律法规的不断完善是中医药发展的基石。新加坡、中国、美国的中医医师执业都需要通过中医注册考试，注册考试是对从业者专业水平的考核，以此保障执业水平的最低标准。中医是马来西亚卫生保健系统的重要组成部分之一，保障中医从业者的执业水平是中医药在马来西亚不断发展的基础，建议中医从业者和华人医师协会联合传统与替代医药部门共同考察研究中医的实践指南，一是为中医注册考试的实施提供资料，二是为中医药各领域从业者行医提供理论依据。例如，2010年8月，马来西亚卫生部出版了针灸在脑卒中后和慢性疼痛的实践指南，提供了针灸治疗的诊断、治疗、护理和出院评估依据，使得针灸师更加明确其治疗领域和执业要求。

（二）加大中医执业法规的传播

在"一带一路"和中医药的世界影响力不断上升的背景下，马来西亚对中医药愈发重视，并对中医药政策予以完善。按照马来西亚政府规划，到2024年，所有中医医师都将由政府有关机构进行注册。然而目前马来西亚华人医师协会的注册会员仅有当地中医从业者数量的一半不到,建议保障中医从业者的执业合法性需要基于政府规划,加大对中医从业者进行相关法律规定的知识普及,以此提高想要从事中医行业人员的法律认知程度。

(三) 发挥马来西亚华人医师协会的作用

自《2016 年传统和补充医学法》颁布后,马来西亚中华医学会、中国医师联合会、马来西亚针灸师协会均被取消执业机构的权力。马来西亚华人医师协会成为中医领域的唯一执业机构,不论是在中医相关法律法规的建议研究,还是在掌握马来西亚中医从业者具体实践情况方面都发挥着重要作用,是中医从业者与马来西亚政府层面连接的中间桥梁。建议马来西亚华人医师协会适时地整合当地中医从业者具体实践情况,掌握中医药在马来西亚的发展情况,并及时向政府部门汇报情况。同时建议马来西亚的中医从业者加入马来西亚华人医师协会,一是可以通过协会获得更多资源,二是可以及时向协会反映执业的问题,为法律法规的完善提供材料。

参考文献

［1］ 马来西亚卫生部.Akta Perubatan Tradisional dan Komplementari 2016［M/OL］.马来西亚传统和补充医学部门.(2016－03－10)［2022－08－30］.https：//tcm.moh.gov.my/en/upload/aktaBI2016.pdf.

［2］ 马来西亚卫生部.Peraturan-Peraturan Perubatan Tradisional dan komplementari 2021［M/OL］.(2021－02－09)［2022－08－30］.https：//tcm.moh.gov.my/ms/upload/smptk/akta/Peraturan-Peraturan PTK2021.pdf.

［3］ 马来西亚卫生部.国家卫生人力资源（HRH）概况(2015—2018)［M/OL］.[2022－08－30].

［4］ 马来西亚华人医师协会：会员名单［EB/OL］.［2022－08－29］.https：//www.fcpmdam.

my/member-list.

［5］ 马来西亚传统与替代医药部门.传统和补充医学单元［EB/OL］.［2022 08－29].https：//tcm.moh.gov.my/ms/index.php/profil/upi.

［6］ 蔡慧姿，张伯礼.探讨中医药在新加坡的发展现状与未来趋势［J].天津中医药大学学报，2020，39(1)：7－11.

［7］ KAIZEN启源-SH.新加坡开展中药业务指南［EB/OL].(2020－06－10)［2022－08－29].https：//kaizencpa.com/download/sg/Guide%20to%20Starting%20a%20Traditional%20Chinese%20Medicine%20Business%20in%20Singapore%20(CHS).pdf.

中国与中东欧中医药合作现状及发展策略分析

温俊凯

中东欧国家是践行习近平主席"一带一路"倡议的重要伙伴。2012 年,中国—中东欧国家合作机制成功建立后,中国与中东欧国家在政治、文化、经济、卫生、教育等领域合作不断深化,取得了长足的进步与发展,可谓"一带一路"合作发展的典范[1]。"一带一路"倡议的提出与中国—中东欧国家合作机制的建立使得中医药事业在中东欧国家取得了良好的发展。本文旨在分析与总结中医药事业在中东欧的合作现状,探讨中医药在当地发展中所面临的问题,并相应地提出解决问题的建议,更好地服务中医药"走出去",推进中医药在中东欧的成长与繁荣。

一、中医药在中东欧各国合作现状分析

(一)中医药广泛传播的中东欧国家:波兰、匈牙利、捷克

波兰较早与中国展开中医药合作。2006 年,波兰培训和康复中心与安徽中医药大学联合,在波兰首都华沙注册了波兰培训和康复中心中医药分部。2014 年,波兰卢布林医科大学与甘肃省中医药代表团达成协议,探索在波兰合作成立中医中心和中医药教育培训机构[2]。

匈牙利在中医药合作交流中也有不俗的表现。2004 年,黑龙江中医药大学与匈牙利中医药学会共同开办了黑龙江中医药大学匈牙利分校。2009 年,黑龙江中医药大学匈牙利分校正式纳入匈牙利塞梅尔维斯大学(首都医科大学)健康学院,该校也是匈牙利第一所具有正式颁发高等教育文凭资质的中医院校[3]。2014 年,中国国务院总理李克强和匈牙利总理欧尔班联合签订了《中医药领域合作意向书》,进一步深化了中医药在匈牙利多层次、多维度的传播与发展[4]。

伴随"一带一路"倡议的推进,捷克的中医药事业也蓬勃发展。2015 年,捷克赫拉

德茨-克拉洛维大学附属医院中医中心正式成立,这是中东欧地区首家由两国政府支持的中医机构[5]。2015年12月,北京同仁堂中医门诊部在捷克布拉格正式对外营业。目前,捷克已有近百家中医诊所,主要提供针灸、按摩等康复性治疗。

(二)中医药方兴未艾的中东欧国家:保加利亚、罗马尼亚、阿尔巴尼亚、黑山

从20世纪90年代开始,保加利亚和中国两国在中医领域的交往合作逐渐增多。1990年10月,中国国家中医药管理局在保加利亚方卫生部的邀请下,考察并洽商中医药领域的双边合作。双方合作建设了"保中传统医药合作中心",并议定"中方中医师可以在保加利亚合法运用中医、中药治病。该中心由中方提供技术、人员、器械设备与中药制剂。保加利亚方为该中心提供房屋、医疗设备,并负责办理中药进口事宜"[6]。之后,保加利亚巴尔干叉车公司与天津中医药大学合作创立了"中国中医治疗中心"。

2019年,罗马尼亚瓦西里·戈迪什西方大学与浙江中医药大学协同建立了"中国—罗马尼亚中医药中心"[7],这一合作促进了中医药文化在罗马尼亚的传播。同年,第一届国际中医药大会在罗马尼亚召开,对中医药文化在欧洲尤其是在中东欧国家间的推广与传播具有重要意义。

阿尔巴尼亚主要与甘肃省展开双边中医药合作交流。2016年,阿尔巴尼亚方与甘肃省卫生和计划生育委员会、甘肃省中医院计划在费里市投资建立中医中心和岐黄中医学院,并进行中医药临床诊疗与教育培训工作。同时,甘肃与阿尔巴尼亚也将在选派人员培训、中药产品出口、中草药种植加工、中药及相关衍生产品在阿尔巴尼亚的准入、注册等工作进行更加深入的合作。

黑山主要与四川省进行双边中医药合作与交流。2015年,四川省中医药代表团考察黑山巴尔市中心医院,并以中医药临床为切入点,共同成立了成都中医药大学附属医院黑山分院与中医诊疗中心,同时黑山政府也承认了中医治疗作为黑山替代性医疗的合法性[8]。次年,四川省中医药管理局与黑山方联合签订了中草药种植及加工合作备忘录,成为"一带一路"国家本土化种植中药材的重要尝试。2017年,"黑山中国中医药中心"在黑山首都波德戈里察挂牌成立,这也是继"中国—捷克中医中心"之后欧洲第二所中医药中心。

(三)中医药尚待发展的中东欧国家:斯洛伐克、斯洛文尼亚、希腊、克罗地亚、塞尔维亚、波黑、立陶宛、拉脱维亚、爱沙尼亚、北马其顿

目前,斯洛伐克与中国在中医药方面的主要交流活动仍以高校为引领,相较之下,民间层面鲜有来往。根据高晶晶等学者对斯洛伐克民众的调查和分析发现:受访者对中医持信任态度,看法比较积极,但中医诊疗在大众中的实际普及度并不高。不难发现目前中医药在当地的发展传播中仍存在中医医疗交流活动贫乏、海外医师来华学习路径不畅、中医文化宣传工作不足等问题[9]。

在斯洛文尼亚,中医药及其治疗方法正在被更多的民众接受与认识。从1994年起,作为辅助治疗手段,针灸已在斯洛文尼亚的康复疗养院展开了临床应用,《斯洛文尼亚健康服务法》将中国传统医学列为备选的治疗方法,经卫生部批准后可以对患者进行诊疗和康复。

1996年,希腊东方医学院建成,引起了希腊民众对中医药的兴趣与讨论。此后,在希腊中医药从业者不懈的努力下,针刺不断获得当地民众的喜爱与青睐。2003年,希腊第一个中医药学术研究组织——希腊中医药协会成立[6],10年后,希腊中医学会成立,并成为欧洲传统中医协会的附属机构。尽管中医药在希腊官方层面尚未受到认可,但这些组织、机构为中医药在当地的发展提供了良好的平台,国内的中医药院校和医疗机构可尝试与希腊当地的中医药学术组织取得联系并寻求交流合作的机会,共同促进中医药在希腊的传播发展。

除上述三国之外,其余国家因传入时间较晚,中医药在当地还未引起广泛的关注与认可,虽然在官方层面尚有沟通与联系,但在民间反响寥寥,且在实际领域暂无任何发展,故其市场还有待开拓。

整体来看,中医药在中东欧的发展历史虽短,但近年来该地区的中医药发展与合作成果斐然。其中,波兰、匈牙利、捷克三国中医药已经深入普及;罗马尼亚、保加利亚、阿尔巴尼亚、黑山四国发展迅猛,中医药影响力呈现方兴未艾的趋势;斯洛伐克、斯洛文尼亚、希腊、克罗地亚、塞尔维亚、波黑、立陶宛、拉脱维亚、爱沙尼亚、北马其顿等国当前中医药市场较小,民众对中医药的认知较模糊,接纳度也较低,其潜力仍尚待开发。可喜的是,在官方与民间两个层面的积极努力下,现阶段中医药在中东欧部分国家已孕育出一些具有重要意义的合作项目,见表2-3。

表2-3 中国与中东欧国家中医药主要合作项目情况

年份	国家	合作方	合作项目
1991	保加利亚	天津中医药大学、保加利亚巴尔干叉车公司	中国中医治疗中心
2006	波兰	安徽中医药大学、波兰培训和康复中心	波兰培训和康复中心中医药分部
2009	匈牙利	黑龙江中医药大学、匈牙利塞梅尔维斯大学(首都医科大学)	匈牙利塞梅尔维斯大学(首都医科大学)健康学院

年份	国　家	合　作　方	合　作　项　目
2015	捷克	中国、捷克两国政府	捷克赫拉德茨-克拉洛维大学附属医院中医中心
2016	阿尔巴尼亚	甘肃省中医院、阿尔巴尼亚费里市	阿尔巴尼亚费里市中医中心、岐黄中医学院
2017	黑山	中国、黑山两国政府	黑山中国中医药中心
2019	罗马尼亚	浙江中医药大学、罗马尼亚瓦西里·戈迪什西方大学	中国-罗马尼亚中医药中心

二、中国与中东欧国家中医药交流合作的良好基础

(一) 针灸在中东欧部分国家已获得合法地位,针灸教育已形成体系

早在 20 世纪前叶、中叶,罗马尼亚、波兰等国就已经开始使用针灸疗法。经过数十年的努力,中医针灸疗法在中东欧部分国家已经取得了长足的发展,赢得了民众的信任,普及并深入了当地民众的生活,并作为一种正式的替代医学疗法被一些国家承认,逐渐开始在官方正式的医疗实践中使用。目前,罗马尼亚中医学会已具有审批针灸许可证的资格。波兰已将针灸治疗痛证纳入公立医疗保险报销范畴[2],波兰最大的两个中医药组织——波兰中医药协会与波兰针灸协会,以及多所中东欧大学的孔子学院均开设了中医药课程。波兰针灸协会自 20 世纪 80 年代起多次举办针灸培训班,并从中国聘请针灸专家前往波兰讲学。匈牙利在其 30 000 余名的医生队伍中,有 4 000 多名医生学习过针灸疗法,占医生比例的 13%[4],现今运用中医针灸治病、保健的医生至少有 1 000 人以上,开办的针灸诊所有 200 余家。综上所述,针灸在中东欧深入发展中医药的国家里已取得了合法地位,针灸教育也已形成了较为完善的体系。

(二) 中医药在中东欧多数国家已初步形成市场

匈牙利、黑山、保加利亚等国已制定细则为中医药从业人员进行审批、发放执业许可证,为中医药面向中东欧发展提供了法律保障。其中,匈牙利甚至是首个在中东欧国家,乃至整个欧洲实现中医药立法的国家[10]。随着老龄化的不断加深,捷克、波兰等国开始将目光投向西方医学以外的领域,以解决其难以处理的老年病、慢性病和疾病的预防保健等问题,现今中医药在这些国家的老年人群中有着相当的吸引力与

知名度。保加利亚、斯洛文尼亚等国民众一向推崇"以自然之道养自然之身",其国内发展自然药物的呼声日渐高涨,从而促进了中医药的传播。

三、中医药在中东欧国家发展面临的问题

(一)中医药推广与教育中存在语言障碍

中东欧国家属于西日耳曼语系和斯拉夫语系,其民众平日运用波兰语、捷克语、卢萨提亚语等语言,因而在中东欧开展中医药传播最大的问题是语言障碍。现今中东欧汉语学习人数仍较少,因此在学习中医的学生中,大部分汉语水平皆难以达到学习中医专业知识的要求,更遑论理解医古文的深刻内涵了,这也是导致许多中东欧学生对中医的理解仅能停留在表层的原因之一。为了解决授课过程中存在的语言障碍,中东欧国家大多采用当地语言授课或者英语授课,但中医教师在当地大学讲授英文中医课程也具有一定难度[11]。由于中国与中东欧国家文化背景的差异和中西医医学体系的不同,面对不同知识背景的学生,解释中医知识,剖析中医文化的内涵,解答学生的问题和困惑,对中医教师的综合素质提出了很高的要求。同样的,在中东欧国家中医药的推广中,也存在着从业人员与当地民众无法有效交流、正常沟通的问题,当地民众因为语言障碍无法正确认识与理解中医药文化,故中医药的接受度一直无法提高。

(二)中医药海外知识产权保护意识与保护机制缺失

中医药虽为中国传统资源,但部分中东欧国家的医药企业出于对其蕴藏的巨大经济、医疗、商业价值的贪恋,不断侵占中医药在该地区的海外知识产权。在法律层面上,专利权具有地域性的限制,假如某一发明仅仅在国内获得了专利,那么其只能享受国内法律的保护,如若发明要进入海外市场,则需申请海外国家的专利保护。以青蒿素为例,青蒿素治疗疟疾具有显著功效,虽由我国著名科学家屠呦呦发现,但诸多中东欧医药商家抢先申请了专利,故其并未对中国及屠呦呦团队支付任何专利费用。至今为止,此类现象已对我国的中医药企业和外贸造成了难以估量的损失。

究其原因,一方面,国内对于海外中医药知识的保护机制仍十分欠缺且落后,对于中医药知识产权的保护制度仍是参照西药的保护模式,只对特定的成分与生产工艺申报专利保护,而忽视了中药的有效成分不易提取且复杂多样这一事实,导致海外商家只需要将配方稍作改动便能轻而易举地申请到本地区的专利,但对中药的全成分申请保护又不切实际;另一方面,由于中国中医药企业对于海外知识产权保护意识

薄弱,且中东欧国家要求专利保护中药的技术、科技要求比较高,与中国目前较低的中药产品技术和科技开发水平不匹配,故现今中东欧国家中,中医药类的专利申请数量和授权数量都微乎其微,严重阻碍了中医药在中东欧国家的长远发展。

(三)中医药从业人员水平良莠不齐

虽然近年来中国与中东欧国家在中医药学术领域与临床技术方面的交流愈发频繁,双方也互相派遣人员进行学习,但目前中东欧中医药从业人员的学术水平、科研水平以及临床技能良莠不齐,与标准尚有不小的差距。在部分中东欧国家,西医医生只需进行数月的中医、针灸学习便可在临床上使用中医、针灸治病。因为学习时间不足,所以许多医生欠缺基本的中医药理论知识,部分从业人员并不具备良好、扎实的中医思维,临床上常常违背中医辨证施治的原则,甚至由于没有正确使用中药而造成安全事故。

(四)中药材的使用受限

中东欧 17 国中,大部分均为欧盟成员国,故欧盟的法律法规对中东欧国家具有很强的约束及影响。《欧盟传统草药产品指令》规定,只有满足 15 年欧盟国家使用年限,且只源于植物药的传统草药产品才可注册上市。按此规定的要求,狗脊、肉苁蓉、天麻、鳖甲、僵蚕、地龙等一众中药材皆被拒之门外。动物药、矿物药均不能按《欧盟传统草药产品指令》登记注册。在斯洛文尼亚等一些国家,《药品法》及《药品市场授权批准程序》规定进口中药产品的特征必须用当地语言描述,致使中药很难满足上述规定进入该国市场[12]。上述情况直接或间接地影响了中药材及相关医药制品的生产与应用,进而使得中医药不能在中东欧国家发挥其应有的疗效,极大限制了中医药在中东欧的传播与应用。

四、中医药今后在中东欧发展策略的思考

(一)加快中医药教育与文化传播,培养具有语言优势的中医药复合型人才

加快中医药国际教育与文化传播对于中医药事业在中东欧发展至关重要。以中东欧国家的孔子学院、中医药中心、中医药合作交流项目为基点,探索中医药教育与文化传播的可持续发展模式,将中医药的教育与文化融入到当地的大学和教育体系当中,争取社会主流的支持与广大民众的认可,在中东欧各国的现行框架下积极参与当地中医药文化与教育政策的制定,开展系统的中医药教育,促进中医药事业在中东欧有序、稳步、可持续发展。要积极推动中国与中东欧国家的政府部门、文化交流组

织、教育系统以及社团机构展开合作,通过各方协作,运用多维度资源,提升中医药教育与文化传播的广度和深度,扩大影响力。

更要注重培养具有语言优势的中医药复合型人才,克服语言障碍,培育能熟练运用当地语言并具备中医思维、掌握中医药临床技能的医生,加大对中东欧医生学习中医课程的支持力度,为其提供到中国参加中医药进修、培训以及交流合作的机会。努力建设中东欧本土中医师培训基地,培养中东欧本土的中医药人才,进一步推动中医药领域国际学术合作与研发。

(二)加强中医药知识产权保护,制定和完善中医药知识产权保护的法律法规

为尽快实现中医药国际化和现代化,提高中药产品竞争力,加快中药行业发展,需要强化民众及企业的中药专利保护意识,防止知识产权外流。政府相关部门应该进一步制定和完善针对中医药知识产权保护的法律法规,增加中药及相关衍生产品专利在中东欧国家法律体系之间的协调性和适应性,逐步建立起在中东欧国家现行法律框架下行之有效的中医药知识产权保护体系,发挥专利保护的效力。

(三)加大中东欧国家中医药人才培养力度,提升中东欧中医药从业人员水平

为了使中东欧地区中医药从业人员良莠不齐的局面有所改观,应当重视中医药教育,加大中东欧中医药人才培养力度,通过合作办学、双向交流、进修培训的模式提高中医药教学质量,促进中医药的正确传播。通过中国与中东欧国家政府间的协调合作,推进中东欧国家对中医药的学位、学历认证,制定相应的升学、执业标准和考核机制,严格要求中东欧中医药从业人员的中医基础理论知识、临床技能水平及科研创新能力,对未通过考核的从业人员给予适当的惩罚措施,对能力突出、成绩优异的从业人员给予一定的奖励,提升中东欧中医药从业人员水平。

(四)推进中东欧中药标准体系建设,打造中医药企业品牌

由于中药缺乏国际标准,各国在中药的进出口贸易中参照的标准各不相同,使中药及相关衍生产品注册时常被中东欧国家拒之门外,严重影响了中医药在国外的长远发展。因此,一方面中国必须率先牵头制定中医药国际标准,抢占制定中药贸易规则的主导权及主动权,熟悉中东欧国家的贸易政策、医疗环境、药物的准入标准,在充分尊重中东欧国家现行规则的前提下,彻底扭转当地中药标准过于西化而脱离中医理论指导的问题;另一方面还要提升药品质量,加大中药及衍生产品的科研创新,整合国内中医药资源,打造具有核心竞争力及海内外知名度的中医药企业品牌,增进中东欧民众对中药的接受度,妥善地解决中东欧国家中药材使用受限这一难点。

五、总结

综上所述，目前中国与中东欧国家中医药合作发展趋势良好，中医药在中东欧还有很大的发展机会与市场空间。针对中医药推广与教育中存在语言障碍、中医药海外知识产权保护意识与保护机制缺失、中医药从业人员水平良莠不齐、中药材的使用受限这四个中医药在中东欧国家发展所面临的问题，本文提出通过"加快中医药教育与文化传播，培养具有语言优势的中医药复合型人才""增强中医药知识产权保护，制定和完善中医药知识产权保护的法律法规""加大中东欧中医药人才培养力度，提升中东欧中医药从业人员水平""推进中东欧中药标准体系建设，打造中医药企业品牌"四个发展策略，进而更好地推动中医药在中东欧国家的发展，促进双边交流合作。

［1］刘作奎.中国与中东欧合作:问题与对策[J].国际问题研究.2013,(5):73-82.

［2］石晗,尹雅倩,魏竞竞,等.波兰中医药发展现状与分析[J].国际中医中药杂志,2021(3):124-128.

［3］于福年.中东欧16国中医药概况与发展战略思考[J].中医药导报,2016(23):1-4.

［4］乔玉山.加大对外交流促进祖国医学发展——考察俄罗斯、波兰、匈牙利中医药纪实[J].中医药导报,2011(10):106-107.

［5］胥静,魏竞竞,赵静,等.捷克中医药发展现状与分析[J].国际中医中药杂志,2021,43(3):219-223.

［6］龚天颖."16+1合作"机制下中国对中东欧文化外交研究[D].北京:北京外国语大学,2019:23-26.

［7］李春梅.罗马尼亚的针灸[J].国外医学(中医中药分册).1995(6):18-20.

［8］李曼嘉,于希,尹彦棚,等.中国与黑山传统医药交流历史与展望[J].世界中医药,2021,16(4):682-685.

［9］高晶晶,薛飞飞,陈家旭,等."一带一路"背景下斯洛伐克共和国对中医药诊疗服务的认识[J].中医药导报,2020,26(15):4-8.

［10］毛红,王蕾.中医孔子学院可持续发展模式探索——以匈牙利佩奇大学中医孔子学院为例[J].中医药文化,2020,15(2):68-74.

［11］谢瑞,闫钰,高文雅,等.欧洲五国中医药认知度调查与中医药教育现状探究[J].世界中西医结合杂志,2020,15(1):183-188.

［12］黄建银,杨柳.中医药在欧盟面临的形势与挑战[J].中国对外贸易.2011(8):70-71.

中医针灸海外应用　　第三章

基于欧洲针灸发展现状对针灸国际化传播的思考

徐慧荣

随着《中医药"一带一路"发展规划(2016—2020年)》的颁布,中医药国际化传播加快前进的步伐,开辟了新的版图。其中,针灸作为中医的一项特色疗法,激发了中医药国际化传播的新活力[1]。古人云:"和而不同。"文明只有在相互碰撞中才能促进发展,将"好奇"转变为"认可",将"非法"转变为"合法",将"冲突"转变为"培养",针灸作为中医药国际化传播的排头兵,已经得到180多个国家和地区认可,重视程度与日俱增[2]。2010年联合国教科文组织将"中医针灸"列入《人类非物质文化遗产代表作名录》,极大地提高了中医针灸的世界影响力。

14世纪,随着《马可·波罗游记》的流行,书中所载入的关于针灸的内容,被认作是针灸传入欧洲的开端[3]。在欧洲,针灸曾一度被认为是一种"愚昧而残忍"的疗法。因此,虽然针灸早早地传入欧洲,但直到18世纪,欧洲人才逐步了解并接纳针灸这一疗法。目前,中医药在欧洲取得了很大的进步,应用广泛,发展迅速,态势积极。已有十个欧洲国家正式承认针灸[4],许多医院设立了有关针灸的课程,西医诊所逐渐开始推行这一疗法。中医中心、中医协会的相继成立,让中医针灸之花开遍欧洲。

一、针灸欧洲发展现状

(一)针灸立法情况

1. 瑞士　1999年,中医药与其他几种疗法暂时被纳入居民基本医疗保险支付范畴。可惜的是,这一政策在2005年被废除。2009年,瑞士选民以67%这样一个远超半数的显著结果,正式通过了包括中医在内的五种疗法。随后,联邦执业考试项目于2015年推出,只要通过考试即可获得由联邦批准的执业文书,但统称为技师,考试项目包括中医针灸。在瑞士,如果是在中医诊所进行针灸治疗,费用需要人们购买附加医保来报销。即便是在有针灸资格的西医诊所,患者就诊时,也只有西医的治疗费用可以通过基本医疗保险报销。中医针灸治疗若想通过医疗保险报销,必须通过保险公司认证。

2. 匈牙利 在全球疫情愈演愈烈之际,匈牙利是第一个使用中医药进行预防的欧洲国家。2014年12月17日,经过最终的投票表决,匈牙利议会宣布批准中医药合法化。匈牙利人力资源部颁布了《中医药立法实施细则》,明确规定了中医行医执照发放条件,并于2015年10月18日正式实施。

3. 葡萄牙 2003年,葡萄牙政府批准了包括针灸在内的医学立法草案。10年后,葡萄牙国会正式通过相关法案,承认了中医针灸等6种疗法的合法地位。这一法案专门为葡萄牙中医学院设置了适应周期,若学校能得到葡萄牙教育学院的认可,就可以为学子颁发高等教育证书。学生在校期间所获得的学分也将被记录在欧洲大学的学分认可系统中。

(二)针灸人才教育培养

欧洲中医药学会(EATCM)、德国针灸学会(DAA)、瑞士针灸医学协会(SACAM)和奥地利针灸学会(OGKA)联合建立欧洲中医学院。自1999年以来,欧洲中医学院与南京中医药大学达成交流与合作协议,为协会会员量身定制并教授中医药系统教育。

1. 法国 针灸于13世纪在法国出现,1990—2016年,法国多所医学院相继设立针灸执业文凭,民间中医培训中心大量涌现。2015年比基尔大学医院与江苏省中医院合作,成立了国家中医药管理局下属的中法中医药合作中心。

2. 匈牙利 针灸在匈牙利始于20世纪80年代。2010年10月,布达佩斯的塞梅尔维斯大学开设了第一门中医课程。2015年9月,佩奇理工大学孔子学院开设中医课程,民间针灸培训也十分活跃。安大略省中医学院匈牙利校区、健康培训学院健康档案与培训中心、神农学院都开设了相关课程。不过,目前在匈牙利针灸教育证书都没有得到国家高等教育机构的认可,只是对国家教育机构正规课程的补充。

3. 德国 在德国,针灸学术教育没有得到国家的认可,也没有列入德国大学的学科。针灸教育以民办机构为主,主要通过民办研究机构中德中医学院(SGTCM)与中国浙江中医药大学合作交流,为学生们设立从中医入门到一对一的课程,以及设立针灸和中草药课程,共为期3年。2019年,中国中医科学院举办"中德中医药本体联合实验室"揭牌仪式暨学术交流会。中德中医药本体联合实验室由中国中医科学院中医药信息研究所与德国莱比锡大学医学信息统计与流行病学研究所联合共建。这一实验室的成立,标志着德国的针灸教育获得极大的发展进步空间。

4. **意大利** 在 20 世纪之前,意大利民众对中医保持着迷惑、臆测和抵触等刻板印象。直至 20 世纪 60 年代,西方医师逐渐从意大利职业学校中接触到有关中医针灸的知识。当时意大利并没有学校和官方教育机构设立中医科目,基于此,一些中医爱好者受邀参与建设私人培训机构。这些机构成立后建立联系,互通合作,通过培训得到相关协会的认可和认证。除了机构间的合作,他们还与意大利按摩与气功联合会、意大利中医药协会合作,先后在卡坦扎罗大学、罗马萨皮恩扎大学等多个高校设立中医培训课程。毕业后,学生将取得具有国家有效期资格认证的艾米利亚罗马涅地区的行医证。

(三) 认知度

谢瑞等[5]通过对欧洲五国相关问卷调查和实地调研得出结论,欧洲民众了解针灸的途径主要有互联网、朋友介绍以及图书、新闻等。多数受访者对针灸的传播持支持态度,认为其在地区中传播比较流行。受访者有 67% 都接受过中医药治疗,治疗功效主要是缓解疼痛方面显著而被认可,并希望相关政府机构能多开展中医相关合作。

二、针灸国际化传播的几点思考

(一) 重视针灸继承

针灸学历史源远流长,要重视传统中医中针灸学基础理论,针灸学说相关古籍中充分凝聚了古代医家的智慧,阅读并充分挖掘中医古籍中的内容,是学习传统中医药知识最直接、最有效的方式。要想走出国门,首先应完整地将针灸继承好,得木之本、寻水之源,通过深度挖掘古代医家的智慧,促使中医针灸文化自我觉醒。

在受到多元化现代文明冲击的今天,部分针灸学者渐渐遗忘了针灸最核心的思维模式——"辨证论治",取而代之的是见山是山、见水是水,逐渐脱离于经典的中医理论。许多学者只会根据疾病症状,针刺特定的一组腧穴,失去变通,没有真正理解辨证论治,成为机械式治疗,这大大影响了针灸的传承与发展。中医辨证论治讲究个体化治疗,这是针灸走出国门的一大优势,只有坚持中医特色,针灸国际化之路才能走得长远[6]。

(二) 规范针灸操作指南

部分海外针灸师只学习过短暂的时间,由于并未接受过中医的系统性教育,有很大概率行错针,引发医疗事故。为解决这一类问题,可以详细地制定针灸标准规范,针对常见病详细制定操作指南,并严格管理,及时登记,将针灸操作规范化。逐渐建立国际针灸标准化体系与国际临床研究规范,可减少医疗事故,避免海外兴趣爱好者望而却步。

(三)勇于创新针灸

在互联网飞速发展的现代社会,网络成为了大部分人知晓信息的来源,可以积极利用大数据进行创新,建设"互联网 + 针灸"模式,以互联网为载体,向国际推广[7]。面临现代科技的挑战,要积极思考,勇于创新,抓住针灸的优势病种。同时也要着眼于当前疗效并不显著的疾病,在疾病治疗上进行创新,提高针灸的疗效与口碑,解决临床医疗难题。穴位刺激上也可以进行创新,运用"声、光、电"等,大胆地对理论进行思考和创新,为针灸国际化传播提供动力。

(四)建立完善临床疗效评价体系

辨证论治强调根据患者体质、症状、证型等不断调整治疗方案,这是中医治疗中的一大优势。而以患者为核心的个性化治疗也是中医在疗效评价体系较固定的现代无法验证疗效的一大重要原因。针灸想要被国际认可,无法避免要用疗效说话,因此,建立将个体化与(随机对照试验,RCT)结合、适合针灸自身特点的临床疗效评价体系迫在眉睫[8]。将循证医学融入针灸学,用来判定个体化治疗疗效需要样本混杂的大数据,可采用真实世界研究。而针对专病可以采用随机对照试验。可以运用国际通用语言,基于循证医学这种国际化、认可度高的方式进行验证与判定,将针灸疗效从生理、病理、分子生物的角度进行剖析,使得针灸更容易被国际认可[9]。

(五)培养国际化人才

一方面,海外中医医师的医术水平参差不齐,是针灸国际化传播受到限制的一大因素;另一方面,医术高超的中医医师并不具备国际化才能,无法做到与海外医师无障碍交流。而随着针灸的国际化传播,中国中医医师必须适应海外外语考试模式,中医医师与患者的语言沟通能力在针灸辨证论治中尤为重要。以瑞士为例[10],瑞士医疗保险报销要求中医医师必须通过保险公司考核。其中让大部分中医医师放弃的原因就是外语考试,大部分中医医师无法做到用瑞士本土语言顺利交谈,这也是导致中医医师队伍整体难以提升的重要原因。因此,需要重视国际化人才的培养。

(六)积极与国际交流

在世界多极化、经济全球化、文化多样化、社会信息化的今天,针灸学要想走出去,可以积极地与国外的针灸学者一起开展国际合作研究,在合作中加强交流、增进了解、提高水平;与现代医学携手并进、互利共赢,从现代的角度考虑针灸该如何发展,从针灸思维模式中思考现代的医学进步空间;抓住"一带一路"建设契机,以沿途国家为阵地,逐步扩大针灸国际影响力。

三、小结

总之,根据目前针灸在欧洲的发展现状,其国际化传播仍有很大发展空间。在立法方面,部分国家并未承认针灸疗法,针灸医疗保险没有相关政策保障,依旧有部分国家未承认针灸教育学位,但针灸协会等组织机构积极涌现,认可度总体较高。在人才教育方面,虽然大部分并未官方承认中医针灸专业,但许多大学已经陆续开展相关课程,对针灸国际化传播起着积极作用。

基于此现状,针对针灸如何"走出去"进行思考,从内部的继承创新,到外部的交流合作,针灸国际化传播有着积极态势。鉴于各国各地区机构与国内大学合作交流密切,国民认可度和支持度高,国家积极采取措施,以及中医药"一带一路"规划的出台,相信针灸国际化传播的前景一片光明。

参考文献

［1］国家中医药管理局.国家中医药局、国家发改委联合印发《中医药"一带一路"发展规划(2016—2020年)》[J].中医杂志,2017(4)：296.

［2］世界卫生组织.世卫组织2014—2023传统医学战略[R].世界卫生组织,2013：68.

［3］冯立军.古代欧洲人对中医药的认识[J].史学集刊,2003(4)：63-68.

［4］齐兰.中医药走向世界步伐加快[J].中国针灸,2011,31(5)：399.

［5］谢瑞,闫钰,高文雅,等.欧洲五国中医药认知度调查与中医药教育现状探究[J].世界中西医结合杂志,2020,15(1)：183-188.

［6］继承创新,循证评价,推动针灸国际化——访成都中医药大学研究生院院长李瑛教授[J].世界中医药,2018,13(7)：1549-1552.

［7］陈美仁."互联网+"背景下中医药传承与创新人才培养的思考——以湖南中医药高等专科学校针灸推拿专业为例[J].教育教学论坛,2019(45)：82-83.

［8］刘保延.建立临床疗效评价体系,助推针灸国际化[J].中国针灸,2018,38(5)：545-546.

［9］魏绪强,何丽云,刘保延.实施研究对针灸临床研究的启示与思考[J].中医杂志,2020,61(20)：1783-1789.

［10］田开宇,Lisa Yuan.瑞士的中医针灸疗法及医疗保险支持[J].中国针灸,2015,35(8)：827-829.

世界针灸专利发展现状及趋势分析

王福民　胡远樟　银子涵　金　曼　郭雨怡　李　晓

　　针灸是中医学的重要组成部分,具有疗效好、费用低、无副作用等特点。近年来,针灸学科迅速发展,受到国际广泛关注,已有 183 个国家和地区采用针灸技术[1],103个 WHO 会员国认可使用针灸,18 个国家和地区将针灸纳入医疗保险体系[2],针灸相关研究也逐年增多。然而目前针灸领域的文献研究较多,专利研究却比较落后。

　　专利作为一种科技发明成果,对于促进科技经济发展有重要作用,是评价相关技术发展演进的重要指标。1994 年,Narin 在《专利计量》一文中较为系统地提出了专利文献计量的方法[3]。专利计量是科学计量学的一个重要研究领域[4],可以评价一个国家和地区的技术实力与创新能力,分析某一产业的技术水平,进行技术趋势分析及预测[5]。在当前世界各国日益重视知识产权布局、技术成果转化的大形势下,针灸领域专利研究必不可少。

　　本文旨在对德温特专利数据库(DII)中的国内外针灸专利文献进行统计分析和计量挖掘,从而探索针灸技术现状、热点、前沿、趋势,为中国在针灸技术领域的研究提供借鉴与参考。

一、研究方法与工具

　　知识图谱是以科学知识为对象,显示科学知识发展进程与结构关系的一种图形,可以构造复杂知识网络,将网络、结构、互动、交叉、演化或衍生等诸多关系可视化[6],预测技术前沿发展[7]。

　　本文主要采用 Ucinet 和 Citespace 对专利数据进行可视化。Ucinet 是一种网络分析集成软件,主要着眼于网络节点进行社会网络分析。Citespace 由美国德雷塞尔大学陈超美教授开发[8],是一种多元、分时、动态的复杂网络分析信息可视化软件[9],已成为科学计量学的最新手段。

二、数据来源与处理

本文研究数据来源于德温特专利数据库(DII),其收录了来自全球 100 多个国家的 2 000 多万条专利信息,是全球科技情报的权威机构。因此,使用 DII 作为数据来源,能够保证数据的权威性、全面性、准确性[10]。

本研究以"TOPIC = (acupuncture) OR TOPIC = (moxibustion) OR TOPIC = ('acupoint injection') OR TOPIC = ('catgut-embedding') OR TOPIC = ('needle-embedding') OR TOPIC = ('skin needle') OR TOPIC = ('intradermal needle') OR TOPIC = ('transcutaneous acupoint electrical stimulation'), Indexes = CDerwent, EDerwent, MDerwent Timespan = All years"为检索式,检索时间为 2020 年 2 月 2 日,在 DII 中共检索出 27 688 条专利,经筛选后去掉不相关专利,得到 27 177 条专利数据。以 27 177 条题录数据为数据源,利用 Ucinet 网络分析软件,生成 IPC 共现网络;其余数据利用 Citespace 软件生成共现图、时间区图。

三、针灸专利数量与主要学科分布

通过对针灸专利申请量进行统计分析(图 3 - 1),针灸专利技术申请量呈明显上升

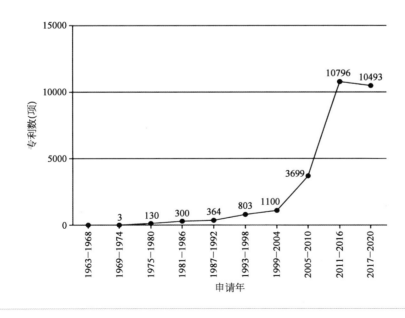

图 3 - 1 针灸专利申请量年份分布曲线图

趋势。1963—1980年为探索期,申请量少;1980—1992年为过渡期,数量有所增加;1992—2004年为平稳增长期,数量开始逐渐增多;2004年至今,针灸申请专利呈现爆发式增长(2019、2020年由于专利申请的时滞性数量较少)。

我们还对针灸专利技术的高频学科进行了统计分析(表3-1),发现相关技术涉及到了多个学科领域,主要集中在针灸仪器、内科医学、工程学、化学、药物学与药剂学等方面,高分子科学、生物技术与应用微生物学、材料科学、计算机科学等领域也有所涉及,说明仪器开发和临床研究是针灸专利的热点学科。

表 3-1 针灸专利技术的高频学科分布(前十)

序号	学 科 类 别	专利数量(项)	比 例
1	Instruments & Instrumentation(仪器)	24 934	91.20%
2	General & Internal Medicine(综合内科医学)	22 943	83.91%
3	Engineering(工程学)	12 857	47.03%
4	Chemistry(化学)	4 222	15.44%
5	Pharmacology & Pharmacy〔药物学(药理学)与药剂学〕	4 210	15.40%
6	Polymer Science(高分子科学)	3 174	11.61%
7	Biotechnology Applied Microbiology(生物技术与应用微生物学)	2 810	10.28%
8	Materials Science(材料科学)	1 940	7.10%
9	Computer Science(计算机科学)	1 572	5.75%
10	Telecommunications(电通信)	573	2.10%

四、专利合作网络分析

(一) 专利权人分布

对专利数据进行格式转换,可视化得到专利权人共现图谱(图3-2)。图中节点的圆环大小表示专利权人的出现频次,颜色代表节点出现的时间,连线表示专利权人合作发明的专利。圆环越大频次越高;颜色越深甚至是红色代表节点持续出现,是图谱中的重要节点;一些紫色圆环的节点,表示中介中心性高的节点,是图谱中的关键节点;连线越粗表明共现的次数越多,合作越紧密,成都中医药大学、河南中医药大学、湖南中医药大学、上海中医药大学联系紧密,是针灸技术创新的主要合作机构。

统计分析得到前 10 位重要的专利权人(表 3 - 2),最大专利权人为成都中医药大学,拥有 57 项专利。可以看出专利权人主要集中在中国的中医药高等院校。

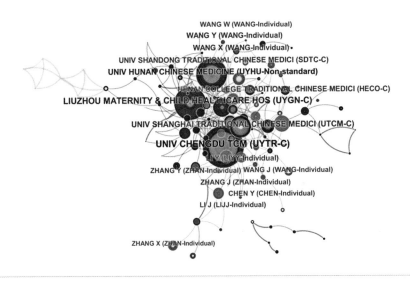

图 3 - 2　针灸专利权人分布共现图(N=306,E=296)

表 3 - 2　针灸专利权人一览表(前 10)

序号	专 利 权 人	专利数量(项)	国　家
1	成都中医药大学	57	中国
2	柳州妇幼保健中心	44	中国
3	湖南中医药大学	42	中国
4	上海中医药大学	34	中国
5	河南中医药大学	28	中国
6	山东中医药大学	27	中国
7	LI Y(个人)	26	中国
8	WANG Y(个人)	26	中国
9	WANG X(个人)	26	中国
10	ZHANG Y(个人)	24	中国

(二) 主要发明人分布

利用 Citespace 对专利发明人进行共现图谱的绘制(图 3 - 3),可以看到发明人集中在中国。

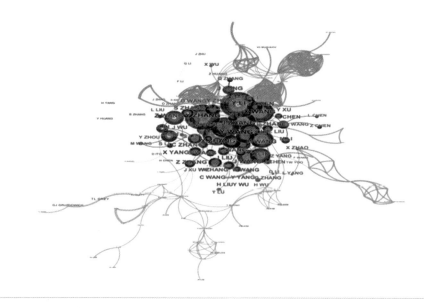

图 3-3　针灸专利主要发明人共现图(N＝448,E＝930)

五、针灸专利技术创新态势分析

(一) 针灸专利热点技术领域分布

专利的热点技术领域分布可以反映某一领域的主要研发方向和产品的技术来源,预测未来发展趋势[11]。国际专利分类(IPC)是由世界知识产权组织(WIPO)制定的一套专利分类标准,根据 IPC 对针灸专利的分布进行计量,可以了解针灸专利主要分布的技术领域。利用 Ucinet 生成 IPC 共现网络图(图 3-4),统计 IPC 分类,得到前 10 个高频部类(表 3-3)。

表 3-3　针灸专利 IPC 小类频次分布表(前 10)

序号	IPC 分类	专利数量(项)	比　例
1	A61H-039/06	9 443	34.54%
2	A61H-039/04	4 203	15.37%
3	A61H-039/08	3 530	12.91%
4	A61H-039/00	2 930	10.72%
5	A61N-005/06	1 848	6.76%

序号	IPC 分类	专利数量(项)	比 例
6	A61N-002/08	1 732	6.34%
7	A61M-037/00	1 686	6.17%
8	A61N-001/36	1 356	4.96%
9	A61H-007/00	868	3.18%
10	A61H-023/02	804	2.94%

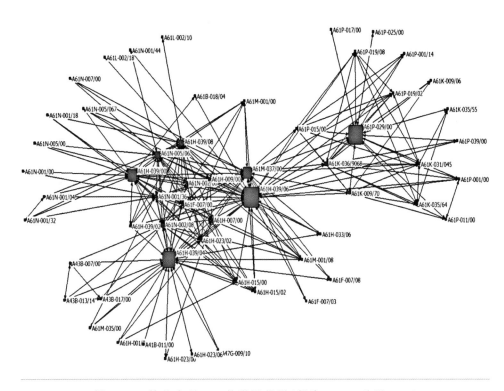

图 3-4 针灸专利 IPC 共现网络图(频次>100,关联>40)

从图 3-4 中可以看出,针灸专利 IPC 部类网络较为集中(由于节点数量太过繁多,仅选取频次>100,关联>40 的部类),主要涉及 A 部(人类生活必需),大类 A61(医学或兽医学;卫生学),小类 A61H(理疗装置;人工呼吸;按摩)、A61M(将介质输入人体内或输到人体上的器械)、A61N(电疗;磁疗;放射疗;超声波疗)。利用 Ucinet 中介中心度算法选出网络中的关键节点,主要有 A61H-039/06、A61H-039/04、A61H-039/08、A61H-039/00、A61M37/00、A61P29/00,涉及针刺、艾灸与现代科学新技术的融合、创新,是在针灸专利 IPC 网络中起到沟通作用的关键方向。

（二）针灸专利技术前沿与趋势

Citespace 突增算法可以识别出新兴技术,探测技术前沿(图3-5)新兴的技术领域在 DMC 共现聚类视图中表现为红色节点。分析结果发现,S05-A04(通过施加电流进行治疗)、S05-A05(电气医疗设备,尤其针灸、按摩、理疗)、S05-D01D(使用电流或磁场)、S05-A03(放射/超声波疗法,包括磁场)等领域突显性较为突出,且集中在 S05(电气医疗设备),说明针灸技术和电气技术学科结合是目前针灸专利技术的新兴课题,是针灸技术创新的前沿。

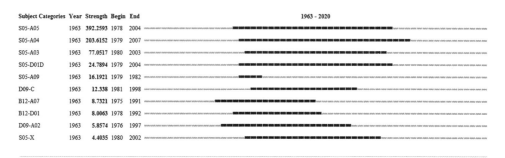

图3-5 针灸专利技术突显探测图

时区图又称主题路径图,可以从时间维度上探究科学知识的演变规律,直观展示各技术主题更新交叉的演变过程,发现科学技术发展趋势[12]。使用"时区图"功能,得到针灸专利技术主题路径(图3-6)。Sigma 值可以识别创新性文献,挖掘创新性技

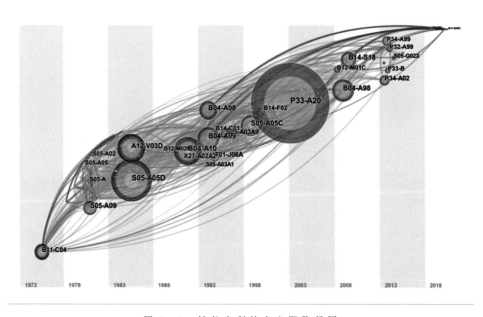

图3-6 针灸专利技术主题路径图

术,在表3-4展示了Sigma值排名前10的DMC[13]。综合技术主题路径和Sigma值可以发现,针灸专利技术的演进趋势呈现现代化、科技化、精细化、多学科交叉化。从B11-C(药物通用工艺、设备),S05(电气医疗设备,尤其针灸、按摩、理疗)、A12-V03(聚合物应用,医疗外科器械设备),逐步向着P33-A(医疗辅助设备)、B04-A(植物提取物和其他)、B04-A98(草药组合物专利)、B14(制药活动)、B12-M(制药配方类型)等方向深耕,创新性较高(Sigma值较大)的技术领域有S05-A05D(针刺)、A12-V03D(医疗或外科器械和设备)、S05-A05(理疗、按摩、针灸)、P33-A20(医疗辅助设备),个别领域以子代码的形式出现,体现了针灸技术创新的渐进性、有序性。值得注意的是,对在经络理论指导下使用的中草药提取、制药研究是近年出现的新趋势。

表3-4　针灸专利 DMC Sigma 值一览表(前10)

序号	DMC 标引技术	Sigma 值	年　份
1	S05-A05D(针刺)	268 648 047 539 452 000.00	1983
2	A12-V03D(医疗或外科器械和设备)	12 133 591 012 000 100.00	1984
3	S05-A05(理疗、按摩、针灸)	13 407 424.06	1978
4	P33-A20(医疗辅助设备)	291 589.49	2001
5	B11-C04(在体内使用的机器/装置/方法)	24 108.48	1975
6	X27-A02A2(按摩设备、日光浴床)	20 156.22	1990
7	S05-A05C(按摩)	161.88	2001
8	S05-A03E1(磁疗法)	27.68	1996
9	B05-A01B(金属和化合物)	24.63	1982
10	B04-A08C2[植物部分和全植物(基因工程)]	13.37	1992

六、针灸核心专利分析

高被引专利通常被认为是一个领域的核心发明创造[14],专利被引证的次数越高,质量越高,因此对针灸专利的高被引核心专利进行计量分析(表3-5)。

表 3-5 针灸高被引专利分布表(前 20)

序号	频次	基本专利号	专利权人	国家	技术主题
1	69	CN205108368-U(一种带时间刻度的艾条)	LICC(个人)	中国	P33-A20
2	35	US4981146-A(戴在手腕上的电子恶心控制装置)	MAVEN LABS 公司	美国	S05-A02
3	34	CN104739638-A(一种艾炷)	JINY(个人)	中国	P33-A20
4	34	CN103690360-A(一种艾灸椅)	DAIN(个人)	中国	P33
5	31	CN204910087-U(艾灸膏)	莫凡个人护理苏州有限公司	中国	B04-A08G2;B04-A09
6	29	CN103393537-A(一种多功能灸床)	河南中医药大学	中国	S05-G02B;X27-A03
7	28	CN103610588-A(艾灸椅)	DAIN(个人)	中国	P33
8	27	CN203842018-U(多功能艾灸椅)	河南中医药大学	中国	P33
9	27	CN203342034-U(可调温度艾灸盒)	成都中医药大学	中国	P33
10	26	CN203943897-U(一种理疗保健椅)	北京鹏辉健康科技	中国	P33-A20
11	24	US5250068-A(光透射式针灸针)	YAKUOUJI SHINKIYU CHIRYOUIN 公司	美国	S05-A05;V07-N
12	24	US4535784-A(光辐射刺激穴位的装置)	塞斯科洛可可学院	美国	S05-A05
13	23	CN205163620-U(变向调温药磁灸疗盒)	CHEN G(个人)	中国	P33-A20;P34-A99
14	22	US5211175-A(植入电针的方法)	加州大学	美国	S05-A02;S05-A05
15	21	CN103006433-A(一种可控升降的除烟艾灸盒及其使用方法)	南京中医药大学	中国	S05-A09;W05-D08C
16	20	CN205163621-U(双筒调温药磁艾绒灸疗器)	CHEN G(CHEN-个人)	中国	P33-A20;P34-A99
17	19	US5251637-A(手持式电疗装置)	太阳能工业有限公司	美国	S05-A02;S05-A04
18	19	CN106074838-A(一种五行能量平衡灸艾条及其制作方法)	烟台仁诚艾灸生物技术有限公司	中国	B04-A08;B04-A09
19	19	US5195517-A(穴位显示式电刺激治疗仪)	CHEN I(个人)	美国	S05-A04;S05-A05
20	18	US4479496-A(针灸针和针引导组件)	JUHO J(个人),HSU J J(个人)	美国	P31;P34

可以看出,针灸专利领域核心专利中国占了 13 项,美国占了 7 项,是主要的针灸专利申请国家。其中,被引频次最高专利的是 LICC 申请的一种带时间刻度的艾条,被引证 69 次,该专利主要是通过艾条上自带时间刻度,可以方便实施艾灸者掌握艾灸的时间,解决临床中艾灸时间把握不准确的问题。其次是 MAVEN LABS 公司发明的戴在手腕上的控制恶心电子装置,以手表状外壳和相关连接带的形式安装到人的手腕上,通过正电极和负电极将电脉冲传递到心经 6(P6)穴位以减轻恶心,被引用 35 次。可以看出,核心专利机构和专利数量的高产机构之间存在较大的差异。中国的针灸核心专利集中在艾灸领域,以艾灸器具创新为主,注重传统理论指导下的艾灸器具改进;美国针灸专利注重电子针刺、新型针刺技术研发,结合了多种现代学科,技术融合度、创新度较高。

七、讨论

综上,世界针灸专利申请量呈现逐年上升趋势,并且近年发展迅猛。自进入 21 世纪以来,针灸受到国内外重视,大量研究重新为针灸注入生命力,技术创新不断涌现,为针灸技术的发展创造了有利条件[15]。主要专利权人和发明人集中在中国,说明中国是目前针灸专利的主要产出,这与中国中医针灸文化传统悠久、顺应现代医疗理念有密切关系。

虽然热点技术、关键技术、前沿技术、创新技术中,针刺和艾灸均有涉及,但是观察相应的专利数量,针刺相关专利仍然占据优势,数量巨大,艾灸相关专利数量较少。这也从专利技术角度反映了目前针灸研究中"重针轻灸"的现状[16]。《外台秘要》中记载灸法是"医之大术,宜深体会之,要中之要,无过此术",可见灸法的重要程度应当与针刺对等。"针之不为,灸之所宜",艾灸有温经通络、升阳举陷、行气活血、祛寒逐湿、消肿散结、回阳救逆等功效,可与针刺相辅相成,然而目前针灸研究存在以针刺研究为主,将针灸默认为针刺,将针刺、艾灸混为一谈的问题,这是我们研究过程中必须正视、重视的误区。不过从技术发展趋势和核心专利分布来看,艾灸相关专利技术也正在受到重视,并产生了一些创新性领域,尤其是艾草成分组成和提取研究、草药组合物、草药相关制药活动等。

值得注意的是,对比主要专利权人、发明人的专利数量和核心专利权人、发明人分布情况,二者有较大差异,提示国内针灸技术领域的创新不仅要注重数量,还要注重质量,提高专利价值。中国的针灸核心专利集中在艾灸领域,注重传统理论指导下的艾灸器具改进；美国针灸专利则注重电子针刺、新型针刺技术研发。目前我国的针灸技术有所发展，但是相比于美国创新性仍有差距，应该注意针灸技术发展动态，关注针灸技术热点、前沿和趋势，注重多学科深度联系融合，激发新的研究方向，产生新的专利创新。而且，虽然中国针灸专利数量巨大，但是技术研发主要集中在了高校科研机构，专利技术市场化转化较少。因此，除了要加强高校科研机构的科技实力建设，还要进一步重视高校科研机构专利成果转化，与相关企业公司开展合作，将专利成果及时转化，推动针灸技术不断创新，促进针灸技术广泛应用。另外，当今针灸技术仍处于不断发展的阶段，并与众多学科产生交叉碰撞，多学科深入联系、融合发展，未来发展潜力巨大。针灸学在中医现代化和国际化发展中发展迅速，前景广阔，未来与现代科学理念、技术结合，将会有更多创新性技术涌现[17]。因此针灸技术的发展要借力于现代科学研究的理念、方法和技术，深化不同学科联系，协同创新[18]。

参考文献

［1］ 于冬冬,华金双,范家英."一带一路"战略下针灸推拿专业人才培养浅析［J］.中医药管理杂志,2018,26(15)：36－37.

［2］ 谢瑞,闫钰,高文雅,等.欧洲五国中医药认知度调查与中医药教育现状探究［J］.世界中西医结合杂志,2020,15(1)：183－188.

［3］ NARIN. Patent bibliometrics［J］. Scientometrics, 1994,30(1)：147－155.

［4］ 栾春娟.专利文献计量分析与专利发展模式研究［D］.大连：大连理工大学,2008.

［5］ 谭晓,张志强.图情领域中专利分析主题的研究进展——基于 WOS 的文献分析［J］.图书情报工作,2012,56(20)：85－91.

［6］ 刘毅.近 20 年我国舆论学研究进展的知识图谱分析——基于 CSSCI 数据库(1994—2013)［J］.情报杂志,2015,34(5)：169－173＋184.

［7］ 刘则渊,王贤文,陈超美.科学知识图谱方法及其在科技情报中的应用［J］.数字图书馆论坛,2009(10)：14－34.

［8］ 陈超美,陈悦,侯剑华,等.Citespace Ⅱ：科学文献中新趋势与新动态的识别与可视化［J］.情报学报,2009,28(3)：401－421.

［9］ Chen C. M. Citespace II：Detecting and visualizing emerging trends and transient patterns in scientific literature［J］. Journal of the American Society for Information Science and Technology, 2006,57(3)：359－377.

［10］ 温芳芳.基于德温特专利族计量的太阳能汽车技术全球专利布局研究［J］.科技管理研究,2016,36(22)：134－138.

［11］ 栾春娟,尹爽.全球 3G 领域专利计量及中国的机遇与挑战［J］.技术与创新管理,2009,30(6)：729－732.

［12］ 包玉泽,高丹阳,许心.我国农业经济研究热点领域及演化的知识图谱分析［J］.皖西学院学报,2016,32(6)：51－57.

［13］ 吕一博,韦明,林歌歌.基于专利计量的技术融合研究：判定、现状与趋势——以物联网与人工智能领域为例［J］.科学学与科学技术管理,2019,40(4)：16－31.

［14］ Simchi-levi D, Kaminsky P, Simchi-levi E. Designing and managing the supply chain ［M］. 3rd ed. New York：McGraw Hill/Irwin, 2007.

［15］ 尹洪娜,李佳诺,李全,等.中医针灸的发展传承与创新［J］.中华中医药杂志,2019,34(10)：4467－4470.

［16］ 罗萌萌,王海泉,程宽,等.艾灸现状分析［J］.中医学报,2019,34(11)：2319－2323.

［17］ 梁繁荣,唐勇.中国针灸发展现状与展望［J］.中国针灸,2008,28(S1)：69－71.

［18］ 荣培晶,王瑜,许能贵.脑科学研究助力针灸发展［J］.针刺研究,2019,44(12)：859－862＋866.

针灸在发达国家地区发展现状与
对策分析

赵致维　严夏继

　　针灸作为中医药一大重要的组成部分,自百余年前便已走出国门走向世界,其在世界上许多国家都经历了或长或短的发展。了解研究发达国家针灸发展状况与发展趋势,有助于调整针灸现行国际化推广战略。本文将选取世界上具有代表性的五个发达国家展开研究,针灸在这些国家中都有较为完善的本土管理和程度较深的本土化发展。之后将阐述针灸在这些国家的立法、市场、从业者及人才培养并对其进行分析研究而后找出针灸在这些国家的现存短板并提出相应的建议与对策。

一、各国针灸现状

(一) 日本针灸现状分析

　　1. 管理部门　日本厚生劳动省规定在日本本土,针灸师须取得日本厚生劳动省授予的针灸师执照后方能施行针灸治疗,同时日本政府不承认在他国考取的针灸师执照。20 世纪 80 年代后,随着日本人口老龄化的加剧,针灸治疗的需求在日本民众中愈加攀升,为了进一步规范针灸师的治疗水平,1990 年中医疗法培训考试基金会成为日本针灸师考试及针灸师执照发放机构(大事年表见表 3 - 6)。

表 3 - 6　中医疗法培训考试基金会大事年表

时　间	事　件
1990 年 3 月	基金会成立
1991 年 9 月	办公室由台东区龟成门移至东上野
1992 年 10 月	成为厚生大臣指定的针灸师考试与注册机构

时　　间	事　　件
1993 年 2 月	进行第一次针灸师全国考试
2008 年 8 月	办公室从台东区东上野移至港区芝大门
2012 年 4 月	过渡至公益基金会
2018 年 7 月	办公室由港区芝大门移至台东区上野

信息来源：中医疗法培训考试基金会官网。

2. **行业现状**　截至 2019 年末,日本共有注册针灸师 180 037 人[1]。自 1992 年来,每年报考针灸师人数逐年呈上涨趋势,近 10 年来报考人数趋于稳定,每年在 4 000 人以上[2]。合格率每年有所浮动,但一般在 70% 以上。详细见表 3 - 7。针灸师考试科目设置医疗概论、卫生学、康复医学、临床医学各论、公共卫生学、相关法律、解剖学、生理学、病理学概论、东方医学概论、经络经穴概论、东方医学临床理论和针灸理论等。每年 2 月举行考试。针灸师主要在大学医院、带有中医学科室的诊所以及美容美发沙龙工作,或是从事运动康复工作。据调查[3],日本针灸师平均年薪为 33 万人民币,高于日本平均水平 26 万人民币。

表 3 - 7　2010—2019 年日本针灸师考试概况

年　度	报考人数(人)	合格人数(人)	合格率(%)
2010	5 483	4 553	83.0
2011	5 015	3 651	72.8
2012	5 157	4 005	77.7
2013	5 036	3 892	77.3
2014	4 976	3 808	76.5
2015	4 775	3 504	73.4
2016	4 527	3 032	67.0
2017	4 622	2 667	57.7
2018	4 861	3 723	76.4
2019	4 431	3 263	73.6
总　计	48 883	36 098	73.8

信息来源：中医疗法培训考试基金会官网。

3. **人才培养** 在日本成为针灸师需要在厚生劳动大臣认证的培训机构中学习至少 3 年或者在日本大学针灸科学习 4 年,且在报名针灸师学习时需要取得高中文凭。日本的针灸师培养方式主要可以分为 3 种形式。第一种是大学的针灸专业,一般来说有四年制的针灸专业或三年制短期大学针灸专业。第二种是通过盲人学校,在日本厚生劳动省旗下的东洋疗法培训基金会与各地厚生局有合作关系,其在日本多地设有盲人针灸学校。第三种是针灸专科学校,其招生范围广,面向本国大学生与社会人,亦接纳留学生,其学制一般为 3 年[4]。表 3-8 为部分开放课程。

表 3-8 日本批准的部分针灸课程

院 校 名 称	方 向	时 间	授予学位
明治医科大学	针灸师、运动康复师	4 年	学士(针灸)
筑波技术大学	针灸师	4 年	学士(针灸)
宝冢医疗大学	针灸师	3 年	无
北海道针灸职业学校	针灸师、物理治疗师	4 年	无

信息来源:日本厚生劳动省官网。

(二) 澳大利亚针灸现状分析

1. **管理部门** 自 2000 年以后,澳大利亚政府开始对针灸进行立法管理。2000 年澳大利亚维多利亚州政府成立澳大利亚维多利亚州中医药注册局(Chinese Medicine Registration Board of Victoria, Australia),负责监管维多利亚州的中医治疗,其于 2012 年改为澳大利亚中医药管理局(Chinese Medicine Board of Australia, CMBA)。2019 年 CMBA 完善了认证标准并于 2020 年 6 月开始实行[5]。其规定,在澳大利亚注册成为针灸师须完成 CMBA 规定的学习计划,如果已在海外成为被认可的针灸师,则需要通过 CMBA 的审核评估,通过后方可完成注册。

2. **行业现状** 从 2012 年 7 月开始,澳大利亚全国范围内中医药从业人员开始实行统一注册、监督和管理。截至 2020 年 3 月,全澳共有 4 921 名注册中医执业者,注册中医执业者的年龄呈现正态分布,其中大部分人集中在 35～59 岁,各州女性比例略高于男性(女性: 51.3%～62.5%;男性: 37.5%～48.7%)。而绝大部分从业者每周的薪酬在 4 800 人民币以内[6]。

针灸在澳大利亚受关注较高,Google 趋势关键词"acupuncture"搜索热度高,常年处于医学类中前 20%。

在澳大利亚的中医针灸协会主要有澳大利亚自然疗法协会针灸联合会、澳大利亚针灸中医协会,主要负责推动针灸在当地的发展。

3. **人才培养** 澳大利亚针灸教育的发展在中国内地前往澳大利亚的新移民的推动下稳步发展。根据澳大利亚国家法律,所有希望在澳大利亚通过学习成为针灸师的人需要在 CMBA 上注册为学生,并在 CMBA 认证的学校完成课程后,可注册成为针灸师。一般而言,一名针灸师的培养时间为 3～5 年,在完成学习后授予中医学士学位。表 3 - 9 为部分大学开设的专业。

表 3 - 9 　澳大利亚批准的部分针灸专业

院 校 名 称	方　　向	时 间	授 予 学 位
悉尼中医药学院	针灸师、中草药医师	4 年	中医学士
皇家墨尔本理工大学	中药职业医师	3 年	应用科学硕士(中草药)
	针灸师	3 年	应用科学硕士(针灸)
	针灸师、中草药医师	5 年	健康科学学士(中医)
悉尼科技大学	针灸师、中草药医师	4 年	中医健康科学学士

信息来源: 澳大利亚中医药管理局官网。

(三) 加拿大针灸现状

1. **管理部门** 加拿大尚未建成全国统一的针灸行医监管机制。目前五个省份(艾伯塔省,不列颠哥伦比亚省,魁北克省,安大略省和纽芬兰-拉布拉多省)建立了省内监管机制。目前,不列颠哥伦比亚省和安大略省同时监管中医和针灸师,艾伯塔省、魁北克省、纽芬兰-拉布拉多省仅对针灸师进行监管[7]。在没有针灸立法的省份,针灸师需要在现代医学医生的监督下进行针灸。

2. **行业现状** 目前加拿大约有 5 000 名针灸师[8]。在加拿大,通过加拿大全国中医师与针灸师注册统一考试并在各省中医药管理局注册后,便可取得针灸执业证书;如果行医则要接受继续再教育。

针灸在加拿大受关注度较高,Google 趋势反映关键词"acupuncture"搜索热度处于医学类中前 10%。同时在加拿大有至少 8 个针灸或中医协会。它们分布于加拿大各省,负责开展加拿大的中医针灸,一般都是通过个人诊所进行针灸,在公立医院中尚未有中医针灸治疗。目前在加拿大针灸治疗一般用于治疗缓解疼痛。

3. 人才培养 针灸教育机构主要分布在已经进行立法的五个省份。大多数中医针灸学院都是私营，由个人开办，并以自己的诊所作为培训基地。针灸教师主要来自中国、美国和加拿大，有些来自日韩。每所学校平均有 60～80 名学生。加拿大每年大约有 1 000 名中医针灸学生，毕业生人数约为 300 名。

每个省份都有本省对于针灸师的培养方式，但都大同小异，最后都需要通过加拿大全国中医师与针灸师注册统一考试（Pan-Canada examination）获得执照。以不列颠哥伦比亚省为例，其管理针灸与中医的是不列颠哥伦比亚省中医师和针灸师学院（College of Traditional Chinese Medicine Practitioners Acupuncturists of British Columbia），其设置的与中医药有关的头衔分别为注册针灸师、注册中医师和中医博士。个人成功完成本省要求的所有考试后，可以向其省级监管学院申请注册在本省的头衔。

一般来说，注册针灸师完成传统中医课程通常至少需要 1 900 小时，其中包括 450～600 小时的临床培训，大约需要 3 个学年才能完成课程。注册中医师要求完成 2 600 小时的中医课程，并至少有 650 小时的实际临床培训。中医博士要求完成 3 250 小时的中医课程，其中包括至少 1 050 小时的临床指导[9]。

其中一些省与省之间存在互惠条例，允许监管省份从业者的许可转移到另一个省，但一名从业者只能同时在一个省进行授权。

（四）韩国针灸现状

1. 管理部门 1951 年 10 月，韩国政府颁布了《国民医学法》，对所有医疗行为进行了规定，其中包括了针灸。时至今日，关于针灸师的立法在韩国已被废除，在韩的针灸行医需要遵从《医师法》中关于韩医师的法律。《医师法》规定韩医师需要通过大学学习取得学位后方可行医，对于在他国已取得针灸师执照的本国人或外国人则须在审核后决定[10]。

2. 行业现状 韩国由于没有专门的针灸医生，所以负责针灸治疗的一般是韩医院中的针灸科，而在针灸科中进行针灸治疗的都是韩医医生。韩国虽然有针灸学会和韩医诊所，但是没有专门的针灸师。当然，在韩国民间仍然存在一些针灸师。据统计，这些民间针灸师平均年薪约为 13 万元人民币[11]，而韩国平均年薪 25 万元人民币，针灸师平均年薪相较于平均年薪而言较低。而韩国医生的平均年薪则大大高于韩国平均年薪，达到 98 万元人民币。同时，韩国国民对于针灸治疗的认可度较高。

3. 人才培养 目前韩国有 11 所私立综合大学，内设有 2 年预科和 4 年本科共 6

年制的韩医科大学[12],针灸学在韩医学中具有非常重要的地位。韩医学中的针灸相关教学内容分为基础的经穴学和临床的针灸学两部分。针灸学的学习内容包括了韩医学中的脏腑经络理论以及西医中的解剖生理学的内容[13]。

（五）美国针灸现状

1. 管理部门　在美国用针灸行医需要持有国家针灸和东方医学认证委员会(National Certification Commission for Acupuncture and Oriental Medicine, NCCAOM)颁发的行医执照,或通过 NCCAOM 举办的针灸考试方能在美国开展针灸行医(加利福尼亚州除外)。处于加利福尼亚州的针灸师通过加利福尼亚州针灸委员会处理[14]。

2. 行业现状　美国针灸师人数据统计约有 34 000 人,大多数以个人开办诊所的形式进行针灸治疗。针灸师平均年薪约为 50 万元人民币[15],高于美国平均年薪。

针灸在美国受关注较高,Google 趋势关键词"acupuncture"搜索热度高,处于医学类中前 20%。同时据统计,每年有超过 1 000 万人次采用针灸治疗[16]。据统计,已经有 40 多个针灸或者中医学会在美国成立,其中较为著名的有美国中医针灸协会、美国针灸与东方医学委员会。这些针灸协会在美国开展一些活动,如指导针灸操作、推动针灸研究、研究针灸在当地发展政策等。

针灸目前在美国有广泛的应用,一般针灸都被用于治疗缓解疼痛,在军事方面发展出了专门服务于军队的军事针灸,其他还有治疗药物滥用、毒瘾、关节炎和美容几方面。

3. 人才培养　在美国负责针灸师人才培养的主要有三家机构,分别为 NCCAOM,针灸和东方医学认证委员会(Accreditation Commission for Acupuncture and Oriental Medicine, ACAOM)与针灸和东方医学学院理事会(the Council of Colleges of Acupuncture and Oriental Medicine, CCAOM)。其中 ACAOM 为美国教育部认可的对针灸学校和课程进行认证的机构,CCAOM 为针灸学校自行组织的一个会员组织,NCCAOM 则主要负责针灸师的职业资格考核与认证。

目前,美国有四种主要的中医教育机构形式:一种是独立的中医学校;二是西医学校的中医教育部门;三是西医中的中医继续教育课程;四是 NIH 的中医博士后课程。其部分开放专业见表 3-10。美国针灸高等教育发达,有许多院校都开设与针灸相关的硕士或博士课程。

表 3-10 美国部分批准的针灸专业

院 校 名 称	方 向	时间	授 予 学 位
俄勒冈东方医学院	针灸师、中医师	3 年	针灸和东方医学硕士
俄勒冈东方医学院	针灸师、中医师	2 年	针灸和东方医学博士
美国中医学院	中医师、针灸师	3 年	针灸及中医博士
巴斯蒂尔大学	针灸师	3 年	针灸硕士
美国针灸与东方医学院	针灸师	4 年	针灸和东方医学硕士

信息来源：ACAOM 官网。

二、潜在要素分析

(一) 在发达国家地区推行中医针灸应熟悉当地立法

以美国为例,现如今美国所有 50 个州都在州内对针灸治疗进行了立法。而在针灸治疗被允许的 47 个州中,也有许多地区对针灸治疗有着严格的限制。比如密西西比州规定了针灸师的行医许可将由西医委员会规定。在美国,适当的限制能够规范针灸行业,使医术不精湛的医生不被许可行医,从而规范当地针灸行业。因而运用针灸在当地行医时需要熟悉当地立法,避免针灸推行受阻。

(二) 多国针灸人才难培养,有经验的老师数量不足

针灸在走向国际化的道路上,对于针灸人才的培养不仅需要扎实的理论基础,更加需要长时间的临床实践。日本中医疗法基金会曾对国内 84 所医科大学的针灸教育进行调研,发现在教学中出现针灸教育时间短、针灸教育者不足、针灸诊疗部门少三大问题[17]。针灸教育时间短可能导致学生理论基础或实践经验欠缺,针灸水平难以保证。针灸教育者不足,则会限制针灸教育的发展,其原因可能在于针灸外语人才上的短缺,有经验且理论扎实的针灸老师可能由于语言关系无法为国际学生授课,而熟悉外语的老师针灸教学水平可能有所欠缺。此外,缺乏其本国语言的针灸优质教科书,教辅材料的缺失亦会导致针灸教育水平低下。

(三) 针灸师职业在多国愈加受到欢迎

在上述国家中针灸师的数量每年都在攀升,这说明当前在海外有越来越多的人愿意将针灸作为自己的职业。另外一方面,海外居民现在对于针灸疗法是持欢迎态

度的,如果能够让更多居民感受到针灸带来的便利,那么需求将会不断上升。

(四) 针灸治疗理论认可度有待提高

由于中西文化差异,经络理论并不能够说服很多在海外的潜在受众接受针灸治疗。文化认同的缺乏导致了中医针灸理论的推行受阻,进而导致针灸在海外的进一步发展受到阻碍。

(五) 海外针灸师水平参差不齐

韩国曾对传统医学事故的医疗纠纷做过统计调查[18],在 80 起事故中有 54 起和针灸相关,且都是由于针灸师操作不当导致。其原因可能是海外针灸师的背景较为复杂,这其中有早年经过系统培训且具有丰富经验的针灸师,还有通过家传或者跟师而成为针灸师的人,另外还有外国政府通过本国针灸教育机构培训出的针灸师等,由于理论知识与临床经验上的差距,导致他们在针灸水平上有极大差距。医术低下的针灸师开展针灸治疗很可能无法达到患者的预期效果,甚至可能对患者的身体造成伤害,影响针灸在海外民众中的信任度从而导致针灸治疗推进受阻。

(六) 针灸海外基础研究水平较中国而言有一定差距

海外针灸师一般都在私人诊所中工作,一般来说都以临床治疗为主。海外的诸多大医院中几乎没有针灸的身影。由于针灸理论研究的复杂性,外加海外针灸师的薪水普遍来说并不低,所以对于他们来说,进行临床治疗的回报远远高于从事针灸基础研究。因此,没有足够的力量推动针灸理论与实践的进一步发展。

三、建议与对策

(一) 增强双边互通,与当地政府达成更多共识

针灸在进入海外前应该了解并熟悉当地法律,与此同时推动海外针灸协会与监管部门积极交流配合,积极开展针灸治疗。以针灸治疗在美国怀俄明州的合法化进程为例[19],在怀俄明州针灸合法化的道路上,当地的针灸协会、针灸师以及针灸支持者发挥了不可或缺的作用。其中怀俄明州针灸学会与该州政府紧密联系,商讨针灸治疗如何在州内安全且有效地进行,最终通过努力出台了《怀俄明州针灸实践法》,针灸治疗得以在怀俄明州成为一项更加规范健全的医疗项目。

(二) 加强中外针灸学术互访,推动培养外语针灸人才

针对多国针灸人才难培养,针灸教育水平较为低下的问题,应该寻求中医药大学或中医院与国外大学、医疗机构或针灸协会互访的机会,交流分享针灸治疗方式以及前沿

的研究成果,特别加强在针灸临床方面的交流,可以邀请缺乏临床资源的针灸学生和老师来中国医院针灸科进行临床学习。与此同时,加强中国针灸外语人才教育,培养优秀翻译人才,组织编写针灸双语教材,使外国学生能够更加直观且全面地学习针灸。

(三) 推进针灸在国外的本土化

针灸师数量的上升是一个利好消息,这间接说明有更多的海外民众认可针灸,同时愿意学习针灸,而针灸若要在他国进一步发展,得到当地民众的认同是尤为重要的。因此针灸师需要了解当地居民的需求并根据这些需求来发挥针灸治疗的特性。由于国外有很多中国人开办的针灸诊所,同时也有在海外工作的中医师和海外针灸协会,他们对当地居民的需求有着较为清晰的了解,因此要重视他们提出的意见。针对特定地区居民的需求发挥针灸治疗的优势,提高针灸在该地区居民中的认可度,推进针灸的本土化,挖掘针灸治疗需求的潜力。

(四) 传统文化传播与理论接轨并重

针灸一般来说是通过经络经穴已经形成的临床经验为基础进行解释与运用。可以先从文化角度入手,推广中国传统文化,加强文化交流以增进双边文化认可度。对于因不认可针灸背后的中医理论而拒绝接受针灸治疗的群体,可以寻求将针灸与现代医学理论结合的方法,增加针灸治疗在所在国家的认可度。比如英国在针灸治疗上没有遵循中医传统的针灸基础理论,而是通过以神经生理为基础,解释运用针灸[20];而美国则是在研究运用神经生理、药理等方面对针灸背后的理论进行新一轮的研究和解释。

(五) 拓宽从业者知识体系,提升从业者整体素质

针对海外针灸师水平参差不齐问题,理论知识的提高和临床水平的提升都不可或缺。从业者的知识架构不能仅仅局限于传统的中医思维或是将针灸用现代医学的思维生搬硬套,而是应该同时了解两者的理论体系,拥有健全的知识架构,并最终在临床方面提升水平。就提升从业者知识体系与临床水平的具体举措可以与当地针灸协会进行联系,召集当地针灸师开展学术研讨会,互相学习分享。

(六) 加强中外针灸学术交流

针对针灸海外基础研究水平薄弱问题,应该加强中外间的针灸学术交流,分享最新的学术成果。同时对针灸类古籍进行新一轮的阐释并尝试与现代医学接轨,发展完善理论体系。努力推广针灸在预防疾病或治疗某些现代医学需要花大功夫处理的病症上的优势,使更多研究人员发现针灸背后巨大的研究潜力,投入针灸基础研究中从而加速推进针灸的基础研究。除此之外亦可以通过推动针灸在该国的本土化事业,使更多人对针灸有清晰的认识,从而增大研究人员的基数。

参考文献

［1］日本注册针灸师 2020 报告［EB/OL］.［2020－03－23］.http://www.ahaki.or.jp/registration/enrollment.html.

［2］日本针灸师 2020 考试大纲［EB/OL］.［2020－03－23］.http://www.ahaki.or.jp/examination/outline.html.

［3］日本针灸师薪资预估［EB/OL］.［2020－08－31］.https://www.salaryexpert.com/salary/job/acupuncturist/japan.

［4］如何在日本成为一名针灸师［EB/OL］.https://www.jusei-sinkyu.com/shinkyu/capacity/pro.php,2019.

［5］澳针灸标准［EB/OL］.［2020－08－31］.https://www.chinesemedicineboard.gov.au/accreditation.aspx♯standards.

［6］Leach MJ. Profile of the complementary and alternative medicine workforce across Australia, New Zealand, Canada, United States and United Kingdom［J］. Complement Ther Med,2013, 21(4)：36－378.

［7］加拿大针灸管理［EB/OL］.［2020－08－31］. https://www.acunow.org/canada.html.

［8］张镐圣.加拿大温哥华中医针灸临床现状研究［D］.南京：南京中医药大学,2016.

［9］加拿大针灸概况［EB/OL］.［2020－08－31］. https://www.acunow.org/canada.html.

［10］韩国医师法［EB/OL］.［2020－08－31］. http://www.law.go.kr/%EB%B2%95%EB%A0%B9/%EC%9D%98%EB%A3%8C%EB%B2%95.

［11］韩针灸师薪资预估［EB/OL］.［2020－08－31］. https://www.salaryexpert.com/salary/job/acupuncturist/south-korea.

［12］朴辰东.韩国针灸现状研究［D］.昆明：云南中医学院,2014.

［13］玄明实,郭义,王卫,等.中韩两国针灸教育现状的分析比较［J］.天津中医学院学报, 2006,25(1)：47－48.

［14］杨馥铭,杨毅,渡边大佑,等.澳大利亚、韩国、日本和美国针灸标准概况（英文）［J］. World Journal of Acupuncture-Moxibustion, 2017,27(4)：20－26.

［15］美国针灸师执照适用范围［EB/OL］. ［2020－08－31］.https://www.nccaom.org/state-licensure/.

［16］美国针灸师薪资预估［EB/OL］.［2020－08－31］.https://www.careerexplorer.com/careers/acupuncturist/salary/.

［17］医学院针灸教育的现状与展望［EB/OL］. ［2020－10－23］.http://www.ahaki.or.jp/research/data/toward_the_establishment.pdf. 2018－08－24/2020－10－23.

［18］传统医学纠纷分析［EB/OL］.［2020－10－24］. https://www.e-jar.org/journal/view.php?number＝2448.2019－08－15/2020－10－24.

［19］美国怀俄明州针灸合法化［EB/OL］.［2017－03－28］.https://www.nccaom.org/blog/2018/12/18/wyoming-practice-act/.

［20］英国针灸协会［EB/OL］.［2020－02－05］. https://www.medical-acupuncture.co.uk/Home.aspx.

中医药产业海外发展 ┄┄┄ 第四章

中药企业国际化发展策略分析

——以澳大利亚市场为例

李经博

中医药在澳大利亚发展多年,是中国中医药的重要出口国。2012 年澳大利亚中医注册立法落地,由此中医药在澳大利亚获得了合法的地位,中医药在澳大利亚发展迈上新台阶,而这离不开中药企业在澳大利亚的发展。对此,本文通过对比异同、SWOT 分析法等方法对北京同仁堂、天士力以及广药集团三家国内中药企业进行研究,并针对中药企业国际化出口给出建议。

一、共性策略

(一) 设立海外分公司,高效利用全球化开放性

同仁堂国药于 2004 年在香港注册成立,作为同仁堂集团在中国内地以外的主要平台,主要负责北京同仁堂在海外的布局,在推动中医药国际化和同仁堂品牌国际化方面作出很大贡献。2004 年,隶属于北京同仁堂国药集团(香港)的北京同仁堂澳大利亚有限公司成立,并在悉尼成立了澳大利亚第一家分店。截至 2020 年 6 月,共开设了 7 家分店。

天士力生物(香港)于 2001 年在香港注册成立,作为天士力控股的子公司,在研发心脑血管、肿瘤等现代中药药物的同时,一直推动着天士力的国际化进程。2010 年 5 月,天士力建立了悉尼天士力康平 CBD 医疗中心。

2011 年 10 月,广药集团与澳大利亚本地的两家药企联合成立的"广药集团传统植物药澳大利亚注册与销售中心"帮助广药集团实现在澳大利亚的管理落地。广药集团于 2019 年底在澳门成立广药集团国际总部,作为其向海外发展的窗口,推动中医药国际化。

同仁堂、天士力、广药集团在澳大利亚共性管理战略见表 4 - 1。

表 4 - 1　同仁堂、天士力、广药集团在澳大利亚共性管理战略

同仁堂		天士力		广药	
时间	内容	时间	内容	时间	内容
2004 年	同仁堂国药于 2004 年在中国香港注册成立	2001 年	天士力控股的子公司——天士力生物(香港)于 2001 年在香港注册成立	2011 年 10 月	广药集团与两家澳大利亚本地药企联合成立"广药集团传统植物药澳大利亚注册与销售中心"
2004 年	隶属于北京同仁堂国药集团(香港)的北京同仁堂澳大利亚有限公司成立,并成立了澳大利亚第一家分店			2019 年底	广药集团在澳门成立广药集团国际总部

(二) 通过公司登记、药品注册,为进入市场铺路

北京同仁堂澳大利亚有限公司(Beijing Tong Ren Tang Australia Pty Ltd)于 2002 年 11 月在澳大利亚治疗商品管理局(Therapeutic Goods Administration, TGA)的澳大利亚医疗用品登记表(Australian Register of Therapeutic Goods, ARTG)登记注册乌鸡白凤丸。截至 2020 年 6 月,北京同仁堂澳大利亚有限公司已登记注册 51 项药品。

天津金士力健康用品有限公司于 2012 年 10 月 9 日获得了 TGA 的 GMP 认证证书,证书编号: MI - 2011 - CE - 09858 - 3。金士力健康用品公司成为天津首家通过 TGA 认证的保健产品生产企业。2014 年 10 月,天士力国际制药公司旗下的天士力圣特制药公司、天士力制药公司共同通过 TGA 的认证,并开始销售当年 9 月前已完成登记注册通过的水飞蓟宾胶囊(silibinin capsules)、人参源胶囊(ginseng RH2 capsule)、植物雌激素(phytoestrogen)和苦瓜胶囊(bitter melon capsule)。

广药集团有多家下属公司完成澳大利亚 GMP 的登记注册,以王老吉公司为例,王老吉于 1992 年通过澳大利亚 GMP 认证,2004 年通过 TGA 复审,通过澳大利亚本土公司登记注册中成药。

同仁堂、天士力、广药集团在澳大利亚的共性注册战略见表 4 - 2。

表 4 - 2　同仁堂、天士力、广药集团在澳大利亚的共性注册战略

同仁堂		天士力		广药	
时间	内容	时间	内容	时间	内容
2002 年	北京同仁堂乌鸡白凤丸通过 TGA 注册	2012 年	天津金士力健康用品有限公司通过 TGA 认证	1992 年	王老吉通过澳大利亚 GMP 认证

同 仁 堂		天 士 力		广 药	
时 间	内 容	时 间	内 容	时 间	内 容
2020 年 6 月	同仁堂已在澳大利亚注册 51 项药品	2014 年 9 月前	水飞蓟宾胶囊、人参源胶囊、植物雌激素和苦瓜胶囊通过 TGA 注册	2004 年	王老吉通过 TGA 复审
		2014 年 10 月	天士力国际制药公司旗下的天士力圣特制药公司、天士力制药公司共同通过 TGA 的认证		

(三) 重视合作研发,助力企业海外发展

北京同仁堂集团与澳大利亚西悉尼大学于 2014 年 10 月 2 日签署《合作备忘录》,双方将在中药成分安全性上合作进行科学研究。

天士力与澳大利亚贝克医学研究所合作研究其主打产品复方丹参滴丸。2010 年 5 月,在中国国家中医管理局与澳大利亚新南威尔士州签署的《谅解备忘录》框架下,天士力在新南威尔士州建立了悉尼天士力康平 CBD 医疗中心,对当地提供包括中医在内的全科综合性医疗服务[1]。

2011 年 10 月广药集团在"首届澳大利亚中西医结合国际研讨会暨展会"上签署了 4 个《合作备忘录》,包括:《广药集团与西悉尼大学战略合作协议》《白云山和记黄埔中药有限公司与西悉尼大学关于脑心清片研究的合作协议》《广州陈李济药厂与西悉尼大学关于昆仙胶囊研究的合作协议》等[2]。

同仁堂、天士力、广药集团在澳大利亚共性合作战略见表 4-3。

表 4-3 同仁堂、天士力、广药集团在澳大利亚共性合作战略

同 仁 堂		天 士 力		广 药	
时 间	内 容	时 间	内 容	时 间	内 容
2014 年 10 月	北京同仁堂集团与澳大利亚西悉尼大学签署《合作备忘录》	2005 年 11 月前	天士力与澳大利亚贝克医学研究所研究合作	2011 年 10 月	签署《广药集团与西悉尼大学战略合作协议》《白云山和记黄埔中药有限公司与西悉尼大学关于脑心清片研究的合作协议》《广州陈李济药厂与西悉尼大学关于昆仙胶囊研究合作》等
		2010 年 5 月	悉尼天士力康平 CBD 医疗中心建成		

三家企业都在公司管理、产品注册、科研合作上投注了精力,但发展速度却各有不同:同仁堂自 2002 年以来一直保持稳定的战略发展;天士力很早就有战略布局,但直到 2010 年左右才开始付诸行动;广药集团下属王老吉公司进入澳大利亚市场很早,但在近年来整个集团才形成战略布局。

二、独特策略

(一) 同仁堂

1. **联络当地医学群体,融入当地体系** 2010 年 10 月澳大利亚悉尼大学药学院成立 10 周年,在庆祝仪式上,北京同仁堂与澳华中医学会、澳大利亚全国中医药协会、澳大利亚中医学会、澳大利亚针灸中医协会作为中医药的代表与悉尼大学的专家学者共同探讨中医药在澳大利亚的发展。同仁堂参与发起成立的澳大利亚中药行业联合会对中药在澳大利亚的健康发展发挥了重要作用[3]。

2. **会同京剧演出群体输出中国传统文化** 2015—2016 年,同仁堂携手北京京剧团在悉尼举办"京剧之夜"传统文化演出,将"国医"和"国粹"带给澳大利亚友人。

3. **独立店铺终端医药结合** 澳大利亚的同仁堂分店主要贯彻"以医带药"的模式,每个店铺都会聘用政府认证的职业医师和药师,中医师(针灸)坐诊提供诊疗服务,中药师依照医师的处方开药配剂或开中成药给患者。

同仁堂可谓是在中医药国际化路上的先锋,是早一批开拓中医药国际市场的企业,其立足于现代化的香港,经营遍布五大洲的 28 个国家和地区。其通过较为传统的中医药服务,在与澳大利亚中医药群体的交流中,逐步蔓延拓展到目前的经营水平,在发展中医药的同时,其积极寻求与国内传统文化演出团体的合作机会,向海外友人宣传中国传统文化,给传统药企做出模范标杆。

(二) 天士力

1. **认购澳大利亚生物技术公司(Mesoblast Limited),研发核心项目周边产品** 天士力 2018 年认购总部位于澳大利亚墨尔本的澳大利亚生物技术公司的 2 000 万美元股票,并引进其两款分别处于 FDA 临床Ⅲ期及Ⅱ期试验的干细胞产品(MPC - 150 - IM 用于治疗充血性心力衰竭、MPC - 25 - IC 用于治疗急性心肌梗死),这两款产品均属于治疗心脑血管疾病的药物。

2. **进军医疗服务领域** 2010 年,天士力在澳大利亚悉尼建成天士力康平 CBD 医疗中心。该中心可以提供综合性医疗服务,科室包括中医科、骨伤科、眼科、口腔科等。同时还可以承办国际论坛,促进中西医结合的发展。

基于"现代制药"的天士力公司将中药的现代化研究推向了一个新的高度。在政府的主导下,天士力用"以药带医"的模式推动中医药"走出去",效果较为显著。其利用商业化对外投资,获得澳大利亚干细胞公司的心脑血管类药物研发权利,将该领域的研究做大做强。与此同时新建医疗中心,既保障了中医药在"走出去"后可以继续"走稳",也为下一步构建产研一体的高端中药产业链奠定了基础。

(三) 广药集团

1. **联合登记注册中成药**　广药集团于 2011 年 10 月与澳大利亚神农有限公司、澳大利亚植物药国际发展公司联合成立"广药集团传统植物药澳大利亚注册与销售中心",通过澳大利亚本土公司登记注册中成药。

2. **集合国内优质资源,稳定产业链**　2010 年,广药集团借广州亚运会在广州举办的契机,正式提出"大南药"战略[4],从销售终端到中药种植源头的多家药企、科研单位以及药材基地等都参与到该战略中。在"大南药"战略中,广药集团在完成相关药品注册登记后,不急于快速打开海外市场,而是努力完善整合国内优质资源,保证全产业链供应稳定。

2011 年 10 月,在"首届澳大利亚中西医结合国际研讨会暨展会"上,时任广药集团总经理李楚源表示,澳大利亚将会是中医药国际化的桥头堡,并把广药"大南药"战略国际化的起步阶段发展放在澳大利亚。广药利用澳大利亚本土企业注册药品避免了一定的问题,同时也将一部分注意力放在后方保障上,以保证对澳出口产业稳定。

三、SWOT 分析

(一) 优势分析(strengths)

1. **同仁堂传统的发展模式**　北京同仁堂在近 400 年的历史中一直恪守"炮制虽繁必不敢省人工,品味虽贵必不敢减物力"的传统古训。在当今中医药国际化发展空前的今天,其在澳大利亚布局分店的同时,积极融入当地环境,通过交流打通澳大利亚国际化发展的壁垒。另外与北京京剧团的合作也令人眼前一亮,让人意识到传统优秀文化之间是相通的,是可以相互合作共谋发展的。

2. **天士力中西医并重发展**　天士力集团成立于 1994 年,至今虽不足 30 年的历史,但却已经在中国的中药行业内站稳脚跟,拥有一席之地,并且并购酒企、健康管理公司等,计划将产品范围扩大到"健康生活"领域。而在澳大利亚的海外市场中,天士力独树一帜地建设中西医综合性医疗中心,从架构建设上为中西医结合提供平台。

3. 广药利用澳大利亚的地位优势,加速国际化　在策略上,广药关注到了中医药在澳大利亚的优势,广药集团因其旗下的王老吉公司和白云山公司的产业建设,已经在澳大利亚有了一定的中药产业基础,又因为澳大利亚作为英联邦国家之一,是开拓英联邦国家和欧洲市场的关键国家。基于此,广药集团将澳大利亚作为建设"大南药"国际化的起点,连同国内产业链共同输出,加快广药国际化的进程。

(二)劣势分析(weaknesses)

1. 同仁堂品牌效益成本高　同仁堂多年以来通过"以医带药"的模式,打造了"世界的同仁堂"的良好品牌形象。对于一个传统的中医药企业来说,中医、中药同步输出是十分理想的,但如此构建的海外经营周期长、资金投入多,成本相对较高。目前同仁堂澳大利亚有限公司已经成立超过了 15 年,仅开设了 7 家门店,且中成药的认知也相对局限,仅限于来同仁堂诊治的患者和大部分华人。

2. 天士力周边产品体系构建不足　天士力的主打心脑血管类产品"复方丹参滴丸"在美国 FDA 获得认证过后,接连拿下了包括澳大利亚在内的多国药品管理认证注册。尽管天士力在心脑血管、肿瘤等疾病的药品研究上投入了大量精力,其周边产品的推广仍然有限,同时其他类别的药物在澳大利亚注册有限,影响力较小,这将可能为天士力的发展埋下隐患。一旦有其他公司研发出替代药物,天士力将失去包括澳大利亚的全部市场。

3. 广药注册委托问题　广药集团将主要的注册行为委托给其与澳大利亚本土公司联合成立的"广药集团传统植物药澳大利亚注册与销售中心",通过澳大利亚本土公司登记注册中成药。如此一来,广药在澳大利亚的注册进度将会大大加快,但也给自身发展埋下了重大的隐患,广药集团在 ARTG 数据库中登记注册检索寥寥无几,其中药产品多以"澳大利亚神农有限公司"标注,会导致广药集团在澳大利亚的发展与澳大利亚神农有限公司牢牢绑死,发展空间受限。

(三)机会分析(opportunities)

1. 世界中药市场广阔,充满机遇　世界人民对于"物美价廉"的中药需求持续上升,中药出口总值连年递增,据海关总署的 2015—2019 年数据,见图 4-1,除 2018 年较 2017 年中药出口额下降超过 11.8%,其余各年均保持增长势头,这提示着在包括澳大利亚的世界中药市场中仍然有很大一片空白等待填充,市场前景广阔,充满机遇。

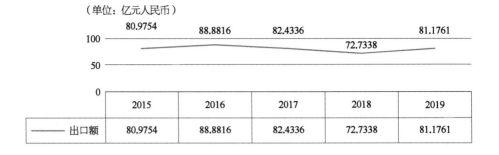

（单位：亿元人民币）

	2015	2016	2017	2018	2019
—— 出口额	80.9754	88.8816	82.4336	72.7338	81.1761

图 4-1 2015—2019 年全年累计中药材及中式成药出口额

2. 中医药国际化发展空前 近 3 年来，中医药在世界上得到空前发展。目前中医药已遍布世界六大洲，超过 40 亿民众得到中医药的服务，数千万人的生命得以挽救。2018 年"世界中医药日"确立；2019 年中医药正式纳入 WHO 国际疾病分类第 11版；2020 年中医药的直接参与让全球新冠肺炎疫情得到了有效控制。

（四）威胁分析（threats）

由于中药成分的复杂性，关于中药成分和临床安全用量的研究就一直是中药发展的"绊脚石"，相关研究进展缓慢势必会影响着中医药国际化发展进程，给中药企业在海外国家的立足和发展带来一定阻力。

四、建议与启示

以上三家公司代表了现代中国中药企业的三种势力，以传统制药为主导的同仁堂、以现代制药和科研开发著名的天士力、集合传统与现代药企的广药集团，它们在澳大利亚的发展策略也因其企业优势而不同。中医药企业海外发展可从以下三方面展开。一是建立"一优多支点"产业模式。把握住集团企业的最优势产品，并作为海外发展的中心、重心，围绕这一中心产品扩大产品创新面，在保证优势产品稳定发展的同时，加快中心周边产品的产业链建设。企业充分发挥中心产品的优势和中心周边产品的支点，站稳脚跟，打牢海外中医药的地位。二是中小企业可寻求战略性合作帮助，参与大型企业的发展战略，借助大型企业的雄厚资源、品牌影响力以及稳定的产业供给链，促进自身的发展进步，完成转型和崛起。三是大型企业可提出战略计划，中医药的大型企业有着强烈的品牌责任感和企业担当，在中医药"走出去"战略中起着十分关键的作用，可以利用其排头尖兵角色，共助中国中成药的国际竞争力。

五、总结

中医药随着华人淘金热进入澳大利亚已有百年的发展,即便如此,中医药在澳大利亚仍有广阔的发展前路。路远无轻担,相信在中医药国际化发展空前的今天,更多企业借鉴优秀中药企业的经验,关注自身短板,那么中医药在澳大利亚乃至全球的发展不可估量。

［1］佚名.中澳中医界签 11 项合作备忘录,将促中药澳洲发展［J］.中医药国际参考,2011(11):1.

［2］佚名."中澳中医药科技创新联盟"将在悉尼成立［J］.中医药国际参考,2011(9):2.

［3］佚名.澳大利亚中西医药界专家学者共同探讨中医药发展［J］.中医药国际参考,2010(10):1.

［4］杜德安.广药集团"大南药"战略欲破中药国际化难题［J］.中国中医药信息杂志,2012,19(4):1.

我国中药产品国际市场分析及出海对策研判

张海涵　卞跃峰　王笑涵

当今,中药凭借其副作用小、疗效稳定的独特优势受到世界人民的广泛关注。但是,我国中药产业在国际市场中仍存在较大竞争和挑战。面对乐观的市场发展前景以及中药产业存在的问题,对中药产业国际市场数据进行分析能有效加快我国中医药国际化进程。植物药产品包括其他中式成药、其他主要用作药料的鲜或干的植物和其他植物汁液及浸膏。其他中式成药海关编码为30049059,涉及颗粒剂、胶囊、丸剂等已配定计量或零售包装的中式成药。其他主要用作药料的鲜或干的植物海关编码为12119039,涉及含有植物及其某部分的饮片,切割、压碎或研磨成粉的植物药材。其他植物汁液及浸膏海关编码为13021990,涉及植物提取物,浸膏和浸膏粉。

一、国际市场中药产品进出口特征分析

(一) 国内中药产品基本满足市场需求,进出口贸易顺差,近年额度有所降低

根据中国海关出口数据,2015—2018年中国共出口其他中式成药近6亿美元,见图4-2。其中2018年出口额约1亿美元,与2015年1.7亿美元相比有所降低。中国进口其他中式成药金额未在海关数据库中找到,表示中国国内中式成药可满足市场需求。

根据海关数据查询编码,2015—2018年中国共出口其他主要用作药料的鲜或干的植物近13亿美元,其中2018年出口额约1.4亿美元,较2015年4.3亿美元相比有所降低。中国共进口7万美元,其中2018年进口21万美元,与2015年7万美元相比增长3倍。但2015年进出口差额为436 052 045美元,2018年则降低为145 435 124美元,近年贸易顺差额度有所降低,见表4-4。

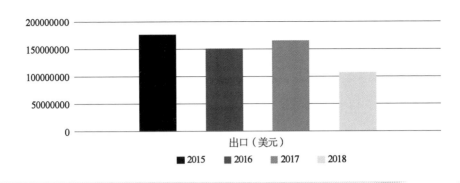

图 4-2　2015—2018 年中国出口其他中式成药金额

表 4-4　2015—2018 年中国进出口其他主要
用作药料的鲜或干的植物金额

年　份	2015	2016	2017	2018
出口(美元)	436 129 549	334 236 642	378 163 756	145 650 312
进口(美元)	77 504	320 819	157 173	215 188
差值(美元)	436 052 045	333 915 823	378 006 583	145 435 124

2015—2018 年中国共进口 2 500 万美元,2018 年进口 1 300 万美元,与 2015 年 200 万美元相比增长 6 倍。出口其他植物汁液及浸膏近 26.7 亿美元,其中 2018 年出口额约 5.3 亿美元,与 2015 年 7 亿美元相比有所降低。见表 4-5。

表 4-5　2015—2018 年中国进出口其他植物汁叶及浸膏金额

年　份	2015	2016	2017	2018
出口(美元)	698 001 918	689 890 546	756 561 069	533 232 661
进口(美元)	2 114 957	3 853 009	6 774 443	13 238 115
差值(美元)	695 886 961	686 037 537	749 786 626	519 994 546

(二) 我国中药类产品在国际市场有一定刚需但增长面临瓶颈

2018 年,我国中药类商品出口到 193 个国家和地区,亚洲区域是我国中药出口重要市场。中国医药保健品进出口商会数据显示,我国对亚洲地区中药出口 22.11 亿美元,超过中药总出口额一半。其中中国香港是内地中成药主要出口市场,占中成药出

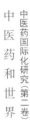

口的 47.29%,2018 年出口价格上涨 30.82%。据中国医药保健品进出口商会,泰国和印度尼西亚是我国中成药出口大国,泰国全年出口额 920.39 万美元,印尼全年出口额864.09 万美元。

中药(中式成药含颗粒剂、中药材)出口呈现阶段性特点。① 平稳期:1999—2004 年,中国药材出口额总体而言波动幅度不大。② 增长期:2004—2014 年,药材出口金额与单价均持续上升,2014 年左右到达峰值。2014 年我国工业总产值 7 302.09亿元,中成药制造 5 806.46 亿元,同比增长 13.14%[1]。③ 震荡期:2014 年后,药材出口金额下降,药材出口单价高位震荡;以提取物为例,自 2015 年起,市场需求改变导致出口额下降,产品利润压缩,几年内提取物出口价格始终位于较低水平。中式成药出口数量有所下降,出口金额与出口单价高位震荡,见图 4-3。根据国家统计局,中式成药出口数量相对稳定,分别在 15 万~25 万吨和 10 万~15 万吨波动,表明我国的药材及中式成药在国际市场上有一定刚需,市场上暂时未出现强力的竞品。

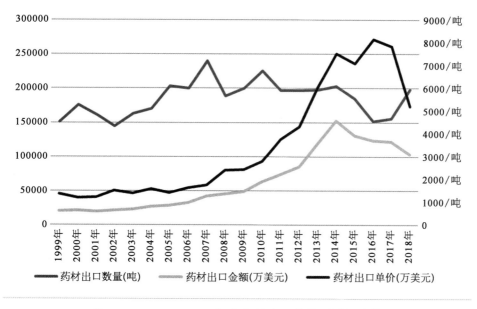

图 4-3　1999—2018 年中药材出口数量、金额、单价

(三) 印、韩出口力度强,国际中药产品市场竞争大

通过外贸邦数据库查询,印度尼西亚是其他中式成药、其他植物汁液及浸膏、其他主要用作药料的鲜或干的植物交易次数最多的亚洲国家,交易次数分别为 1 502次、258 次和 996 次。进一步查证发现,印度尼西亚的出口企业大多为印度的跨国公司,以印度尼西亚其他植物药材出口货运次数前 20 的企业为例,仅有 1 家本土企业,

印度的跨国公司数量则高达 17 家。印度定价部门职能完善,政府对药品价格管制严格,原料药和药品制剂价格均有缜密的计算方式和限制规定,导致药企在国内市场的盈利有限,但也促进了国外市场的开拓[2]。印度近两年其他中式成药、其他植物汁液及浸膏、其他主要用作药料的鲜或干的植物交易次数分别为 408 次、185 次、43 次,均超过中国的交易次数;韩国紧随其后,交易次数分别为 41 次、2 次和 7 次,印韩两国是国际中药产品市场的出口大国,与我国中药产品的国际出口存在竞争关系。

二、我国中药产品出口瓶颈原因分析

(一) 需求过旺,产能不足,价格上涨抑制出口

国内中药市场内需旺盛,产能相对不足,价格上涨抑制了出口。随着生活水平逐渐提高,大众对健康的需求增加,中药材需求量扩大。根据中国产业信息网,国内中药材产量平稳,2009—2016 年中国中药材产量在 300 万～400 万吨波动。国家统计局数据显示,2013—2017 年,各类植物产品价格上涨。在国内市场需求旺盛的情况下,中药出口受到了价格上涨和供应量减少的双重抑制。

(二) 我国企业"以小博大",国际话语权小

我国中药企业参与海外市场竞争呈"以小博大"态势,在国际竞争中较为劣势。根据对 66 家大型中医药企业年报进行逐一查询,其中 23 家有境外营业额,占 34.85%,大多数企业无海外业务。根据外贸邦数据库查询,在出口其他主要用作药料的鲜或干的植物的 6 家中国大陆供应商中,仅一家为医药类公司,其余五家公司为贸易公司及进出口公司,大多数综合实力较强的中药企业尚未有能力开拓海外市场。大型企业也未能形成最小有效经济产值的总和,单个企业未形成区域市场,较难与国外年销额达数百亿美元的企业抗衡[3]。截至 2015 年,日本共有 200 余家汉方药厂,处方用汉方药销售,增长率达 15%,年销售额 15 亿美元;韩国国民中医药支出占总医疗支出的15%,且对医疗原料操作加工规范,标准严格,包装宣传到位,同等参类产品单价是我国的 25 倍[4]。

我国中药企业的研发经费有限,开发药物投入较少,一定程度限制了中药行业的持续发展。2005—2013 年,我国中成药制造业大型企业的研发经费内部支出上升速度缓慢。据 Scrip100 的 2013 年数据,世界医药前十强企业的研发投入和主营业务收入比平均是 18.03%,我国中成药产业研发投入占主营业务收入比不足 2%[5]。但根

据企业 2017 年年报、2018 年年报,国际颗粒剂市场已引起一些中药企业的重视,中国中药控股有限公司的海外营业额超过 8 000 万元人民币(表 4-6)。广东一方制药,在香港成为香港医管局配方颗粒指定供应商,销往 30 多个国家和地区。

表 4-6 中国中药控股有限公司配方颗粒营业额

年份	中药配方颗粒营业额(元)	占营业额	海外及其他营业额(元)	占营业额
2018	7 150 562 000	63.5%	81 270 000	1.2%
2017	5 499 679 000	66.0%	73 320 000	1.3%

调查发现,出现这种现象主要是商业原因导致: ① 海外市场开拓成本较高,且市场规模小、收益小。② 国内大企业的提取物的出厂成本有可能高于小微企业,在出口市场上价格难以竞争。③ 中药企业的饮片出口主要以道地药材产区为主,如振东、佛慈,很多项目正在试点,尚未形成规模。

印度制药商组织公布的数据表明,截至 2004 年,印度有 23 790 家制药公司,其中 250 家为大规模企业,印度的传统药物生产和出口企业数量多,生产和出口传统药物产品位于世界前列。其他主要用作药料的鲜或干的植物、其他植物汁液及浸膏、其他中式成药总货运次数排名前 20 的企业中,分别有 18 家、7 家、8 家印度企业。印度公司对传统医药制品出口和运输的重视程度较高,且位列前 20 的印度公司企业注册和成立时间较早,通过各国生产质量管理规范检查的经验较为丰富,更易在海外建立跨国公司。

(三) 出口中药产品质量品质欠缺,遭遇技术壁垒

根据 2018 年度各省市药监局、国家食药总局发布的药品质量公告,在药品抽检工作中,共有 4 160 批次不合格药品,其中中药材 3 185 批次,占 76.56%,中成药 672 批次,占 16.15%。

自 2004 年《欧洲传统草药注册指令》(2004/24/EC 指令)实施,部分欧美发达国家跟进实施对有效物质定量和重金属、农药残留等限量检查制度,且近两年来相关认证全面加强,导致我国植物产品出口受阻。部分出口中药材因质量等问题被扣留或退回,如 2017 年,我国中药材因质量问题被欧美等国家扣留和退回 44 次,其中涉及最多的品种是枸杞子和干枣。

目前我国仅少数制药企业采用中药指纹图谱生产中成药,而德国、日本等国普遍将指纹图谱纳入生产控制之中，大幅度提高制剂品质，提升工艺生产水平，缓解了复杂成分定性和定量测定的难题。但此技术在我国发展和推广尚未成熟，使用范围和规模也较小，一定程度限制了植物产品的质量品质确定[6]。

（四）产品包装、商标注销问题显著，阻碍中国产品进入国际市场

我国中式成药产品以传统产品为主，如：六味地黄丸、八味地黄丸。部分产品由日本汉方企业委托中药企业生产，缺少新品的市场增量。

中药产品的包装也存在一定的问题。《2013—2017 年药品包装设计行业发展前景分析及投资风险预测报告》中显示，我国 65% 的医药包装产品未达到发达国家 20 世纪 80 年代的水平，医药包装对医药产业的贡献率较低。由于国内有关药品包装、标签的管理制度和法律法规出台较少，制药企业对药品的印刷流程简单，在药品的包装和防伪技术方面较为落后，增加了中药制品的安全问题。例如，多个厂家出产的枇杷膏包装雷同，对海外消费者造成了困扰，甚至带来一系列安全隐患。

我国中药产业商标在海外屡遭抢注，如清代名方"补阳还五汤"被日本改造成"龙心"后获得大量利润。20 世纪 80 年代，我国对青蒿素研究进展迅速，但随着论文发表和被抄袭，他国企业借助工艺优势占据很大市场[7]。商标遭抢注会对企业造成重大损失，很大程度延缓和阻碍了中国企业和产品进入国际市场，对中药产业的发展造成潜在隐患。同时，我国的很多医药企业往往混淆了药品通用名和商品名，开发出新药后用药名注册商标。药名被收录《药典》并被认定为药品通用名称后，其他商家都可以把药名应用到自己的产品上[8]。

三、对中药产业的潜在隐患

（一）影响中药产品声誉

其他植物汁液及浸膏、其他主要用作药料的鲜或干的植物、其他中式成药的出口加工企业普遍规模偏小、硬件设施配备不足、产品品质参差不齐，从而导致中药制剂不合格率高于其他商品。我国出口的中药产品因质量安全事件被报道，使出口中药材的安全性遭受质疑，中药产品在国际上的声誉会受到一定的影响。

（二）进一步丢失国际市场份额

我国综合能力强的中药企业尚未参与国际市场，贸易公司和小微中药企业参与较多，一方面导致国际竞争中处于弱势地位，另一方面可能会进一步丢失国际市场份额。随着日本大力种植药用植物，2006 年日本产药材的价格比中国产高出 3.6 倍，但

到 2016 年已缩小至 1.9 倍。美国《世界日报》也曾报道,更多美国农场业者已开始生产中国草药,试图在中药市场中占据一席之地。随着中药类产品价格不断上涨和多国积极参与市场竞争,未来部分中药产品有可能因被找到替代品而失去本已不多的国际市场份额。

(三)影响国内市场

如不积极开拓国际市场,试点海外种植,不仅会拱手让出海外市场,还将为国内市场培育强大的竞争对手。因国内市场需求旺盛,我国已大量进口饮片和植物提取物,形成海外种植返销国内市场的趋势。同时,中国在其他植物汁液及浸膏、其他主要用作药料的鲜或干的植物、其他中式成药三大进出口市场受到 Dabur Nepal、拜耳等企业的竞争。

国内中药市场应以茶叶市场作为警示。中国茶叶在全球市场缺乏竞争力,国外品牌成功打入我国市场。如:联合利华旗下的立顿在中国市场茶包销售额稳居前列,市场占有率居高不下,其公司总产值逼近中国茶企总产值的三分之二。全球市场丧失后,若无贸易政策壁垒保护会使中药产业面临断崖式销量危机。

四、对策及建议

(一)应从医药产业竞争的高度重视竞争对手

全球医药市场逐年来稳步增长,其未来的发展以及战略重要性不言而喻。目前,我国生物医药研发产业较美、日、欧、印等国家相对落后,若传统医药市场竞争仍处于劣势环境,则中国在国际医药市场将满盘皆输。应高度重视传统药物领域的产业竞争研究,对相同行业内竞争对手(国家、企业)进行政策研究、对标研究,借鉴他国行业支持政策,在战略部署上有所侧重。中国医药保健品进出口商会是该领域的权威机构,可负责起草《中药产业国际化发展规划》,为行业提供指导。企业需严格执行GMP 认证,提高中药的生产管理水平;完善药品包装,提高绿色环保意识[9]。

(二)亟须引导大型中药企业参与海外市场竞争

出口方面,部分中药企业已布局海外中药种植并扩大了颗粒剂市场,起到良好的引导和示范作用,相关部门应引导和鼓励这种发展形式。大型中药企业应充分发挥其现有在理论、品牌、研发、生产及销售等方面的优势,在进一步巩固、发展国内市场的同时,积极拓展中药海外市场。进口方面,大型中药企业可以发挥资本优势进行合资或商业并购,以此迅速吸取国际化运营经验,提升企业外向度。拓展建立海外药材基地,以海外种植赢得海外市场,反哺国内市场。

另一方面,中药作为处方药在国外申请需要数年,且经费需求多,在完成一期或二期临床之后,企业需要寻找合适的合作伙伴以及合同研究机构,加快植物产品进入国际市场[10]。

(三) 工艺、设备与产品紧密结合

现代化的工艺与设备是传统医药冲击国际市场的"破城锥"。产品与机械的搭配既能更加满足进口国的实际需求,又能扩大销售产品的范围。此外,产品质量要在工艺与设备的支持下解决因重金属和农药残留引发的安全问题。

开展验收工作。在对中药材进行鉴定过程中,按《中华人民共和国药典》严格进行取样,检验药品性状、显微鉴定,采用理化鉴定法定性定量分析,以鉴定真伪、评价品质。同时相关部门也需对药品质量和霉变情况进行监测,提升验收标准[11]。

(四) 针对海外市场营销植物药产品

不求泛,但求精,以优势产品形成口碑效应是打开国际市场、带动整个企业发展的捷径。中式成药出海困境的主要原因仍是在于产品自身的销售。很多中药出口产品对于海外消费者而言,汉字拼音看不懂,包装怪异不敢买。要推出适应目标国市场规格的产品,以消费者需求带动企业发展。

参考文献

［1］中华人民共和国工业和信息化部.2014 年医药工业经济运行分析［EB/OL］.［2015 - 04 - 14］.https://www.miit.gov.cn/gyhxxhb/jgsj/xfpgys/gzdt/art/2020/art_da66f9888bfa48ebbfb59ac0592188b7.html.

［2］田云,杨世民.印度药品价格管理制度及对我国的启示［J］.中国药房,2007,18(28)：2167 - 2170.

［3］赵越,赵志铎.中药与国际市场接轨的差距与对策［J］.中国中医药信息杂志,2001(4)：13 - 14.

［4］吴莞生.中药国际化机遇与挑战［J］.合作经济与科技,2015(11)：83 - 84.

［5］别春晓,杨慧,陈玉文.我国中成药制造业大型企业研发投入的影响因素［J］.中成药,2016,38(9)：2051 - 2054.

［6］黄科,徐才兵.进口天然药物优势及对我国中成药发展的借鉴意义［J］.中国医药导报,2015,12(35)：157 - 160.

［7］李春华.中药在国际市场上的现状及对策研究探讨［J］.齐齐哈尔医学院学报,2013,34(4)：567 - 568.

［8］陈英华,陈贤春.论中药企业的驰名商标战略［J］.中国中医药信息杂志,2003(11)：89 - 90.

［9］梁瑜.浅析我国中药出口现状及对策研究［J］.中国管理信息化,2016,19(13)：124 - 125.

［10］涂兴明,吴康郁,施佳平.中药产品如何进入国际市场之探讨［J］.海峡药学,2008(1)：106 - 107.

［11］沈玲儿.中药材中药饮片质量控制管理分析［C］//海归智库(武汉)战略投资管理有限公司.第二期荆楚学术研讨班座谈会论文集,2019：1.

植物药(中药材)海外推广的壁垒与对策

成　立　严夏继　田嘉禾　周佳欣

近年来,中医药在海外的影响力正迅速扩大,随着"一带一路"的建设,中医药作为其中重要一环,也受到越来越多国家的重视。截至 2016 年,据国务院统计,目前中医药已经传播到 183 个国家和地区[1]。然而,尽管中医药在海外的影响力较前已不可同日而语,但面临的问题是,中医药的海外经营大多仍停留在个体阶段,一如国务院印发的《中医药发展战略规划纲要(2016—2030 年)》所述:"中医药走向世界面临制约和壁垒,国际竞争力有待进一步提升。"[1]

中医药的迅速扩张仅靠针灸是难以满足受众全方位诉求的,结合现状,中医药目前面临的最大"制约和壁垒"在于植物药的推广。因此,中医药国际竞争力的进一步提升与植物药(中草药)在海外的推广息息相关。目前,我国植物药的海外发展仍处于初级阶段,丰富的中药材宝库及中药产品未能很好地转化为海外经济效益及国际竞争力,想要突破这一壁垒,就必须从植物药出口、中药产品海外注册出口两手抓。

一、潜在要素

(一) 我国中药材种植质量堪忧,缺乏一致性

国际草药监管合作组织(IRCH)作为 WHO 旗下监管草药的全球监管机构,其历届年会大多都以植物药各项安全指标或植物药掺假识别等作为主要议题(2007、2009、2010、2011、2014、2015、2016 年),可见植物药出口时包括金属元素残留等各项安全指标的重要性。同样的,欧洲药品管理局(EMA)草药产品委员会(HMPC)对于各类草药药品的审批都将生物或微生物指标及安全性研究作为必要条件[2]。而美国FDA 对于植物药的审批流程则更为严格[3]。

不难得出,植物药出口通过海外审批不可避免的难题就在于其安全性。然而,我国中药材种植质量堪忧、污染严重。大田农业是我国中药材种植的普遍现状,为求经

济效益,常无法避免大肥、大水、农药;更有甚者部分药农因利益缩短生长年限"抢青"、非适宜季节采挖;加工时多做表面文章,用硫黄熏蒸、染色,化学浸泡增重掺假等;此外,各类赋予中药独特药性的炮制工艺更是无人重视、几乎失传[4]。

同时,我国中药材种植质量参差不齐、缺乏一致性,主要原因在于各职能部门管理层面存在交叉而导致监管不力,学界形象地称其为"九龙治水"。总体而言,国家药品监督管理局负责中药材及其饮片的监管,但在加工之前,各类中药又分属于不同监管部门,如种植类中药(包括食药用菌)由农业农村部门主管;野生动植物(包括林下中药材经济)分属于林业部门;矿物药划归于地矿部门管辖;海洋药则是海洋部门负责……而中药饮片的后续流通等环节又涉及中医药管理局、药监局、卫健委、市场监督管理局等多个部门[4]。

我国农业的不发达或中药农业的不发达,直接导致了中药材各项安全指标的不理想;而中药材质量缺乏一致性又进一步导致了中药材安全性的不可控,在出口审批过程中可谓难上加难。

(二)我国中药种植业集约度高、收益低,缺少针对性海外路线

中药产业链可分为上、中、下三游——分别对应中药种植、中药加工制造、中药流通三个环节。根据我国中药材产品出口结构不难发现,低附加值、低技术含量的中药材及饮片产品在我国出口中药产业中占比超过 85%[5]。

与此同时,我国中药材虽已远销全球 183 个国家和地区,但出口路线较为分散,缺少针对性。我国中药材出口占比最高的两大地区为美国(13.90%)和日本(13.28%)[6],二者相合仅为 27.18%,且美国市场近年来时常受到中美贸易摩擦影响,缺乏稳定性。

我国中药材市场呈内热外冷现象,且出口份额以低附加值、低技术含量的中药材及饮片和提取物为主,主要出口国日本在我国低附加值中药产品上进一步加工制造高附加值中药材产品,其中草药产品市场份额居世界首位。不仅如此,我国中药材出口缺乏针对性海外路线,也是中药材收益低、难以走出国门的因素之一。

(三)我国缺少专事中医药海外推广的组织,且相应国际标准未完善

导致以上两点的另一个原因及问题在于我国缺少专门从事中医药海外推广的工作委员会或相关协会,这直接导致产业串联的松散。一如前文所述,在中药材种植管理层面我国职能部门缺乏整体性,在此背景下又导致了农—销—外销分离,即中药材种植户与经销商分离,国内经销商又与海外经销商销售脱节。这使得国内经销商的利润增大,压榨了种植户的劳动所得,又导致部分药农受利益驱动忽视药物效力、人为缩短生长周期,最终陷入恶性循环;同时,国内经销的价格提高亦有可能导致海外经销的价格偏高、竞争力下降。

相应地，由于专职组织的缺乏，缺乏相关标准制定带头人，关于中草药的相应国际标准也十分缺失，国际上目前仅对于单味药、经方药的认可度较高。以欧盟为例，组方药味更少的植物药(草药)复方制剂(3味或更少、不超过5味)更容易被接受。即欧洲药品管理局会将此类复方制剂作为一个整体或一种药进行审批，省去了拆方研究及药物间相互作用的药理学研究。并且，对于传统惯用的草药药品，相关草药产品(HMP)即便缺乏随机对照试验等欧盟认可的科学文献，也可提供文献或专家证据、安全性综述与报告，以此证明草药具有充分的应用传统和安全性即可获批[6]。

(四)"千企同药"——传统剂型缺少创新研发

除上述植物药出口的潜在要素之外，中药产品海外注册出口也十分关键。做好中药产品的创新研发有助于产业结构从低附加值产品向中高附加值产品转型，但也面临着因技术壁垒、资金壁垒等困境造成的"千企同药"现象。

所谓"千企同药"，即多家企业研制同一种药物或复方，目前我国医药制造业依然存在低水平重复现象严重、行业整体素质不高的状况[7]，这也导致了两方面的问题：一方面，不同药企重复申请注册同种制剂，极易导致市场恶性竞争，"揠苗助长"进而使得部分药质量与国际先进水平脱轨；另一方面，临床急需的一些新药想要走完上市审批流程，又不得不面对大量老药重复申请的资源挤兑，上市审批时间加长，导致研发者和使用者的双方利益受损[8]。此外，我国中药产品剂型较为单一，以丸剂为主。

二、建议

(一)建立专职中医药海外推广部门及协会

我国中草药出口亟须串联及监管，因此建立专职中医药海外推广部门及协会显得尤为重要。相关部门的建立应当围绕国际标准制定、植物药监管及串联农—销—外销三方面为主要目标，起到良好的"中间人"作用，做到立法、监管一体化，在保证中药材质量的基础上才能做到扩大海外市场的根本目标。

参考日本汉方生药制剂协会[9]，在标准制定方面，1987年日本汉方制药协会制定了《医疗用汉方浸膏制剂的生产管理和品质管理基准》，对汉方浸膏制剂的生产管理和质量管理作出了规定；在监管方面，开展"假冒药品对策""监视指导工作"等主题研讨；在组织串联方面，其开展与原材料国(日韩、中日)及主要出口国(美日)相互沟通，举办了第四届东亚三方药典药就会议。

(二) 针对性海外商业推广

目前我国中药材主要输出国为美国、日本,而出口欧盟的中药材产品却相对稀少。欧盟作为世界上的第二大药品市场,是全球重要医药市场之一,目前欧盟拥有 27个成员国,囊括近 5 亿人口,医药行业发展属于发达水平[10]。

此外,欧盟对于中医药制剂一直以来持较为开放态度。在 2001 年 11 月发布的《欧共体人用药品注册指令》(2001/83/EC)对于未注册的植物药作出了相对宽容的规定:"允许成员国授权医疗保健专业人士应用未注册的植物药,以满足患者的特殊需求。"《欧盟传统草药专论》(EUM)至 2020 年 6 月 8 日,总计 158 份 EUM 评估完成并更新,如番泻叶、虎杖、银杏叶、苦艾草、大黄、没药、龙胆草、何首乌等[2],越来越多的中药正纳入《欧洲药典》。

(三) 提高中药材质量门槛

WHO 旗下的国际草药监管合作组织在历届年会中多次强调植物药掺假识别及农药残留、重金属超标等数据监测。因此提高中药材质量门槛十分必要,针对性的商业推广必须以过硬的产品质量为前提。首先需要明确监管部门职能,避免出现管理层面出现交叉"九龙治水"的现象,确保中药产品种植的一致性。同时也要制定生产标准,使生产规范化,尽量避免农药残留、重金属超标的同时也是对中药材药效的保证,逐步将诸多安全系数提升至欧盟水平,坚决杜绝为求短期利益,缩短生长年限"抢青"、硫黄熏蒸染色、化学浸泡增重掺假等影响行业规范化的种种短视行为。

(四) 农业科技有助于草药种植

我国出口中药材产品中约 85% 为低附加值、低科技含量产品,其中不乏农业科技落后的因素。由于中药种植技术的落后,中药材药效降低、中药农药残留多、重金属超标等问题,必须通过发展农业科技寻找出路,相关中药药企、中医药大学可加强开展与农业大学、农业科研单位的合作,配合相关部门监管齐头并进,更好地顺应市场需求,从根本层面解决我国中药材污染大的尴尬处境。

(五) 药企科研提升产品深度

提升农业科技有助于植物药的海外出口,而对于中药制剂的海外注册出口则有赖于药企科研。需要指出的是,部分海外中草药制剂的审批周期长、需要资金投入大,国内药企可通过分阶段的方式减少相应成本,互相协作,将科研数据有效整合,避免"千企同药"的重复劳动和恶性竞争。药企间应当形成健康合作模式,逐步将中药制剂推向海外,改变低附加值产品为主的产业结构,实现互利共赢。

(六) 国际标准助力药品输出

国际草药监管合作组织(IRCH)在国际标准的制定中起着重要作用。中国作为IRCH第一批成员国,且任第二小组主席国,在相关植物药国际标准制定中无疑应当起带头作用。很多人认为,中药标准化需要按化学药的模式阐明所有物质基础和作用机制,而现阶段的技术手段难以达到,因此探讨植物药安全性与有效性方面显得尤为关键,可借助IRCH线上平台以及ADR报告制度加速相关标准的制定[11]。在自身不断提升行业标准的同时,可相应地根据中草药实际情况制定相应国际标准,自我成长的同时提高国际市场准入门槛,进一步加强我国中草药出口在国际市场中的竞争力。

参考文献

［1］国务院关于印发中医药发展战略规划纲要（2016—2030 年）的通知［EB/OL］.http://www.gov.cn/zhengce/content/2016-02/26/content_5046678.htm.

［2］European Medicines Agency.Herbal medicinal products［EB/OL］.［2020-10］.https://www.ema.europa.eu/en/human-regulatory/herbal-medicinal-products.

［3］Office of the Law Revision Counsel.United States Code［EB/OL］.［2020-10］.https://uscode.house.gov/browse/prelim@title21/chapter9/subchapter5/partA&edition=prelim.

［4］胡桂芳.加快构建中药农业产业体系的思考与建议［J］.中国发展观察,2020(Z4)：92-97.

［5］夏融冰.从出口视角探析中医药国际化的路径选择［J］.国际商务财会,2020(4)：6-10.

［6］瞿礼萍.欧盟草药药品监管模式对我国中药注册管理的启示［N］.中国医药报,2019-02-26(003).

［7］熊季霞,申俊龙,李洁.江苏医药制造业产业组织特征及提高产业竞争力的政策建议［J］.南京中医药大学学报(社会科学版),2012,13(1)：43-48.

［8］吴斌.药品评审今年将完成 11 000 件［EB/OL］.［2020-10］.https://med.sina.cn/article_detail_103_1_12921.html.

［9］医疗用汉方浸膏制剂的生产管理以及品质管理的基准［S］.1987.

［10］王雪松,莫颖宁.我国中草药出口欧盟市场现状及对策分析［J］.中医药导报,2018,24(15)：15-17+21.

［11］聂黎行,马双成,张颖,等.国际植物药监管合作组织(IRCH)的发展及对我国植物药监管的启示［J］.中国药事,2017,31(11)：1281-1284.